Fisch

Fische lecker kochen

Großartig Fisch Rezept,

einfach und clever
umsetzbar.

Autor: Martin Koch

Inhaltsverzeichnis

Alle Inhalte dieses Ratgebers/Kochbuches wurden nach bestem Wissen und Gewissen verfasst und nachgeforscht. Allerdings kann keine Gewähr für die Korrektheit, Ausführlichkeit und Vollständigkeit der enthaltenen Informationen gegeben werden. Der Herausgeber haftet für keine nachteiligen Auswirkungen, die in einem direkten oder indirekten Zusammenhang mit den Informationen dieses Ratgebers stehen. — 145

Vorspeisen

Garnelen und Gemüse in Matcha

Rezept für:

4 Portion

Schwierigkeit

Zubereitungszeit:

plus Ruhezeit 30 Minuten plus Frittier - Zeit ca. 20 Minuten

Zutaten:

Teig

- 100 g Mehl
- 100 g Speisestärke
- 1 El Matcha "Tsuki" zum Kochen, (z. B. im Internet erhältlich)
- Salz
- 250 ml kohlensäurehaltiges Mineralwasser (eiskalt)
- 1 Ei (Größe M)
- 2 El Öl

<u>Sauce</u>

- 2 Stangen Zitronengras
- Gemüse und Garnelen
- 8 Stangen grüner Spargel (250 g)
- 125 g Zucchini
- 1 kleine gelbe Paprikaschote (160 g)
- 250 g Brokkoli
- 12 Shiitake-Pilze (ca. 100 g)
- 8 TK-Garnelen (à 20 g; mit Schale, ohne Kopf; aufgetaut)

<u>Außerdem</u>

- 1 L Öl zum Frittieren
- 25 g frischer Ingwer
- 75 ml Gemüsefond
- 4 El trockener Sherry
- 1 Tl brauner Zucker
- 100 ml Sojasauce

<u>Zubereitung:</u>

Mehl, Stärke, Matcha und ½ Tl Salz vermischen und durchsieben. Mineralwasser in eine Schale füllen, Ei mit dem Schneebesen unterschlagen. Mehlmischung portionsweise hinzugeben und zu einem glatten Teig verrühren. Den Teig eine ½ Stunde kühl stellen. Das Öl erst später dazu geben!

Für die Sauce das unteren Ende der Zitronengrasstangen auf ca. 10 cm kürzen und bis zu den weichen Innenblättern aufblättern. Das weiche Innere in sehr feine Ringe schneiden. Ingwer fein zerreiben. Ingwer, Zitronengras, Sherry, Gemüsefond und Zucker aufkochen und bei milder Wärme 3 ½

Minuten kochen lassen. Vom Herd nehmen, die Sojasauce hinein rühren, Sauce auskühlen lassen.

Spargel im unteren Drittel schälen, die Enden entfernen, Stangen halbieren. Zucchini putzen und in ½ cm dünne Scheiben schneiden. Paprika putzen, in Viertel schneiden und das Kerngehäuse entfernen. Viertel in je 3 Spalten schneiden und schräg halbieren. Brokkoli putzen, in ca. 2 cm große Röschen aufteilen. Pilze mit Küchenkrepp abputzen, Stiele entfernen. Garnelen bis auf den Schwanz abschälen, den eventuell noch vorhandenen Darm (schwarzer Faden) entfernen. Garnelen der Länge nach bis zum Schwanz halbieren.

Frittieröl in einem Wok (oder in einem Topf) auf höchstens 170 Grad erhitzen. Tempura-Teig nochmal umrühren und 2 EL Öl untermischen. Paprikastücke in zwei Portionen in den Teig geben. Mithilfe von 2 Gabeln herausnehmen, kurz abtropfen lassen und ins heiße Frittieröl geben. Paprika 2 Minuten hellgrün und knusprig frittieren und herausheben. Auf Küchenkrepp abtropfen lassen und im heißen Ofen bei 75 Grad (Gas 1, Umluft wird nicht empfohlen) warm halten. Zuccini, Brokkoli und Pilze genauso zubereiten. Spargel in 2 Portionen je 1-2 Minuten frittieren.

Garnelen in 2 Portionen durch den Teig ziehen und je 3 Minuten frittieren. Garnelen abtropfen lassen und mit dem Gemüse und der Sauce anrichten.

Damit der Tempura-Teig gut an Gemüse und Garnelen haftet, müssen sie möglichst trocken sein: am besten mit Küchenkrepp sorgfältig von allen Seiten trocken tupfen.

Einfacher Thunfischtoast

Rezept für

2 Personen

Schwierigkeit

Zubereitungszeit:

20 Minuten

Zutaten:

- Pfeffer
- Meersalz
- 2 Scheiben Schmelzkäse
- 2 Scheiben Weißbrot
- 1 Tl Mayonnaise
- 1 Dose Thunfisch
- 1 Scheiben Ananas
- 1 Tomate

Zubereitung:

Den Thunfisch gut abtropfen lassen. Danach kräftig würzen. Tomate in Scheiben schneiden und Ananas ebenfalls in mundgerechte Stücke. Weißbrot mit Mayonnaise bestreichen und danach Ananas darauf geben. Thunfisch hinzugeben und mit den restlichen Zutaten toppen. Bei 200 Grad im Ofen für 10 Minuten knusprig backen.

Nuri - Paste

Rezept für

3 Personen

Schwierigkeit

Zubereitungszeit:

10 Minuten

Zutaten:

➤ Pfeffer

➤ Meersalz

➤ 1 Tl Senf

➤ 1 Dose Nuri-Fisch

➤ 2 El Creme Fraiche

➤ 130 g Topfen

➤ 2 Eier (gekocht)

➤ 3 Gewürzgurken

➤ 1 große Kartoffel (gekocht)

Zubereitung:

Den Fisch erstmal abtropfen lassen. Danach mit allen Zutaten in eine Küchenmaschine geben und zu einer Paste vermengen lassen. Schmeckt lecker auf Baguette

Lachsvorspeise mit Ricotta

Rezept für:

2 Personen

Schwierigkeit

Zubereitungszeit:

25 Minuten

Zutaten:

- Pfeffer
- Meersalz
- 1 Ei
- 200 g Ricotta
- 1 Scheibe Räucherlachs
- 1 Tl Mehl
- 1 El Basilikumblätter

Zubereitung:

Ricotta, Mehl, Ei und Gewürze miteinander vermengen. Basilikum fein hacken. Die Mehlmasse in kleine Häppchen teilen und von beiden Seiten in der Pfanne anbraten. Lachs darüber geben und mit Basilikum abrunden.

Lachscarpaccio

Rezept für

2 Personen

Schwierigkeit

Zubereitungszeit:

15 Minuten

Zutaten:

- Pfeffer
- Meersalz
- 250 g Lachs
- 1 Bund Kräuter

Zubereitung:

Lachs zu 2 cm dicke Scheiben filetieren. Kräuter fein hacken und mit den Gewürzen über die Lachsscheiben geben.

Shrimps – Cocktial

<u>Rezept für:</u>

2 Portionen

<u>Schwierigkeit</u>

<u>Zubereitungszeit:</u>

25 Minuten

Zutaten:

Pfeffer

Meersalz

Zitronensaft

150 g Mayonnaise

300 g Shrimps

Schnittlauch

2 El Milch

<u>Zubereitung:</u>

Die Shrimps für ein paar Minuten in der Pfanne anbraten und würzen. Schnittlauch fein hacken und mit den restlichen Zutaten zu einem Dressing vermengen. Shrimps in ein Cocktailglas geben und mit dem Dressing abrunden.

Garnelen - Chorizo -Spieße

Rezept für:

4 Portionen

Schwierigkeit

Zubereitungszeit:

50 Minuten

Zutaten:

- 26 rohe Garnelen
- 250g Chorizobratwurst
- Rosmarin
- 120ml Orangensaft
- Öl
- Holzspieße

Zubereitung:

Chorizo zerlegen. Garnelen am Rücken einschneiden um den Darm zu entfernen. Garnelen reinigen und mit den Chorizoscheiben auf Holzspieße stecken. Rosmarin reinigen, Nadeln fein hacken und zu Orangensaft geben. Spieße darin eine halbe Stunde ziehen lassen. Öl erhitzen und die Spieße darin kurz braten.

Leckere Fischpaste auf Toast

Rezept für

2 Personen

Schwierigkeit

Zubereitungszeit:

15 Minuten

Zutaten:

- Pfeffer
- Salz
- 4 Scheiben Toast
- 50 g Forellenfisch
- ½ Becher Quark
- Schnittlauch
- Paprikapulver

Zubereitung:

Toastscheiben kurz von beiden Seiten anrösten. Fisch in sehr kleine Stücke schneiden, kurz anrösten und danach mit allen Zutaten, die nicht zum Toast gehören, zusammen mixen. Auf die Toastscheiben geben.

Heringskäse

Rezept für

2 Personen

Schwierigkeit

Zubereitungszeit:

15 Minuten

Zutaten:

- Pfeffer
- Meersalz
- 1 El Sauerrahm
- 200 g Qaurk
- ½ Herring
- ½ Zwiebel
- ½ Apfel

Zubereitung:

Hering in Stücke schneiden. Apfel fein reiben und mit allen anderen Zutaten vermengen. Optional mit dem Mixstab fein pürieren.

Pastete

Rezept für

2 Personen

Schwierigkeit

Zubereitungszeit:

20 Minuten

Zutaten:

- Pfeffer
- Zitronensaft
- Meersalz
- 100 g Stockfisch
- 2 El Olivenöl
- ½ Knoblauchzehe

Zubereitung:

Den Stockfisch anrösten und danach zerpflücken. Mit den restlichen Zutaten in einen Küchenmixer geben und zu einer Paste verarbeiten.

Salat

Salat mit Thunfisch und Ei

Rezept für

2 Personen

Schwierigkeit

Zubereitungszeit:

15 Minuten

Zutaten:

- Zitronensaft
- Pfeffer
- Salz
- Olivenöl
- 1 Ei
- 8 Oliven
- ½ Tasse Salat
- 4 Gewürzgurken
- ½ Dose Thunfisch

Zubereitung:

Den Thunfisch gut abtropfen lassen. Gewürzgurken in kleine Scheiben schneiden. Oliven halbieren. Ei in der Pfanne aufschlagen und ein Spiegelei daraus braten. Salat waschen und in kleine Stücke zupfen. Alle Zutaten in einer Schüssel anrichten und mit Zitronensaft, Olivenöl und Gewürzen abschmecken.

Shrimps-Salat

Rezept für:

2 Personen

Schwierigkeit

Zubereitungszeit:

25 Minuten

Zutaten:

- Öl
- Pfeffer
- Salz
- Etwas Honig
- 250 g Shrimps
- ½ Kopf Salat
- 2 Paprikaschoten
- 2 Stück Karotten

Für das Dressing:

- 2 El Honig
- Pfeffer
- Salz
- 1 Schuss Sojasoße
- Zitronensaft
- 1 Tl Senf

<u>Zubereitung:</u>

Die Shrimps für 10 Minuten in der Pfanne goldbraun rösten und zwischendurch würzen. Währenddessen das Gemüse waschen und klein schnippeln. Die Zutaten für das Dressing vermengen. Gemüse anrichten, Shrimps darauf geben und mit dem Dressing abrunden.

Gesunder Thunfischsalat

Rezept für

2 Personen

Schwierigkeit

Zubereitungszeit:

15 Minuten

Zutaten:

- Zitronensaft
- Pfeffer
- Salz
- 1 Paprikaschote
- 1 Dose Thunfisch
- 1 Zwiebel
- 2 Tomaten
- ½ Bund Schnittlauch
- Ein paar Gewürzgurken
- Etwas Balsamico-Essig

Zubereitung:

Den Thunfisch gut abtropfen lassen. In der Zwischenzeit die Zwiebel und das gesamte Gemüse klein schnippeln. Mit dem Thunfisch in einer Schüssel vermengen und danach mit Zitronensaft, Balsamico, Pfeffer und Salz abschmecken.

spanische Thunfischsalat

Rezept für:

2 Personen

Schwierigkeit

Zubereitungszeit:

15 Minuten

Zutaten:

- 1 Dose Thunfisch im eigenen Saft
- 1 Zwiebel
- 1 gelbe Paprika
- 1 EL Olivenöl
- 1 TL Essig
- 1 TL frische Petersilie
- Prise Pfeffer und Salz

Zubereitung:

Den Thunfisch in einem Sieb abtropfen lassen und in einer Schüssel mit einer Gabel zerkleinern. Die Zwiebel schälen und fein hacken. Die Paprika abbrausen, halbieren, das Weiße und das Kerngehäuse entfernen und in kleine Würfel schneiden. Die Petersilie abbrausen, vom Stiel lösen und ebenfalls fein hacken.

Alle Zutaten zu dem Thunfisch geben, gut vermengen und mit Salz und Pfeffer abschmecken.

Nudelsalat mit Lachs

Rezept für

2 Personen

Schwierigkeit

Zubereitungszeit:

20 Minuten

Zutaten:

- Pfeffer
- Salz
- ½ Bund Dill
- 100 g Penne
- 120 g Räucherlachs
- 100 g Erbsen

Für die Soße:

- 1 El Öl
- Salz
- 100 ml Wasser
- 1 Tl Zucker
- Etwas Essig

Zubereitung:

Nudeln nach Anleitung in Salzwasser köcheln und danach in einem Sieb abtropfen lassen. Lachs in dünne Stücke schneiden. Die Zutaten für das Dressing vermengen. Alle Zutaten zusammenbringen.

Spargelsalat mit Fisch

Rezept für

2 Personen

Schwierigkeit

Zubereitungszeit:

25 Minuten

Zutaten:

- Pfeffer
- Salz
- Zitronensaft
- Essig
- 500 g Spargel
- 120 g Lachs
- ¼ Becher Creme fraiche

Zubereitung:

Spargel und Lachs in mundgerechte Stücke schneiden. Spargel in Salzwasser gar kochen und danach bei Seite stellen. Den Lachs mit allen anderen Zutaten bis auf den Spargeln vermengen. Zum Schluss mit den Spargelstücken dekorieren.

Spargelsalat mit Fisch

Rezept für

2 Personen

Schwierigkeit

Zubereitungszeit:

25 Minuten

Zutaten:

- Pfeffer
- Salz
- Zitronensaft
- Essig
- 500 g Spargel
- 120 g Lachs
- ¼ Becher Creme fraiche

Zubereitung:

Spargel und Lachs in mundgerechte Stücke schneiden. Spargel in Salzwasser gar kochen und danach bei Seite stellen. Den Lachs mit allen anderen Zutaten bis auf den Spargeln vermengen. Zum Schluss mit den Spargelstücken dekorieren.

Avocadosalat mit Lachs

Rezept für:

2 Personen

Schwierigkeit

Zubereitungszeit:

15 Minuten

Zutaten:

- 1 Avocado
- 120 g Rucola
- 1 rote Zwiebel
- ½ rote Paprika
- 50 g Lachs
- Avocadoöl
- Pfeffer
- Salz
- Zitronensaft
- 1 Schuss Essig

Zubereitung:

Avocado schälen, das Fruchtfleisch entnehmen und in passende Scheiben schneiden. Rucola waschen und in eine Schüssel geben. Rote Zwiebel fein hacken und in die Schüssel geben. Paprika in Würfel schnippeln und zum Salat geben. Danach die Avocadoscheiben hinzufügen und aus den restlichen Zutaten ein Dressing zubereiten und über den Salat gießen.

Matjessalat

<u>Rezept für</u>

2 Personen

<u>Schwierigkeit</u>

<u>Zubereitungszeit:</u>

15 Minuten

<u>Zutaten:</u>

- 2 Äpfel
- Pfeffer und Salz
- Zitronensaft
- Etwas Olivenöl
- 4 Stück Matjesfilet
- ½ Zitrone
- 1 El Essig
- ½ Paprika
- ½ Zwiebel
- ½ Becher Schlagobers
- ½ Becher Sauerrahm

<u>Zubereitung:</u>

Zwiebel fein hacken und Paprika in Würfel schneiden. Äpfel ebenfalls klein schneiden und Zitronensaft über alle 3 Zutaten pressen. Alle Zutaten bis auf das Filet miteinander vermengen und auf einen Teller bringen. Das Filet in Scheiben schneiden und oben platzieren. Im Kühlschrank 20 Minuten ziehen lassen.

Heringssalat

Rezept für:

2 Personen

Schwierigkeit

Zubereitungszeit:

25 Minuten

Zutaten:

- Pfeffer
- Salz
- 2 Stück Russen
- 1 Matjesfilets
- 150 g Kartoffeln
- Öl
- Ein paar Gewürzgurken
- 2 Stück Bismarckheringe
- 1 säuerlicher Apfel
- 4 El Mayonnaise

Zubereitung:

Kartoffel in kleine Würfel schneiden und mit Salzwasser gar kochen. Die Fischsorten alle in mundgerechte Stücke schneiden. Den Apfel ebenfalls in Würfel schneiden. Gurke fein würfeln und mit allen anderen Zutaten auf einen Teller geben und vermengen.

Low Carb Garnelen-Salat

<u>Rezept für</u>

2 Personen

<u>Schwierigkeit</u>

<u>Zubereitungszeit:</u>

15 Minuten

<u>Zutaten:</u>

- 200 g Garnelen
- 300 g Rucola
- ½ Tomate
- ½ Paprika
- 1 rote Zwiebel
- Öl
- Pfeffer
- Salz
- 1 Schuss Essig
- Zitronensaft

<u>Zubereitung:</u>

Die Garnelen für mindestens 5 Minuten in der Pfanne rösten. Rucola waschen und trocken schleudern. Das Gemüse ebenfalls putzen und klein schnippeln. Mit dem Rucola in eine Schüssel geben und danach mit den Garnelen toppen. Aus den übrigen Zutaten ein Dressing zubereiten und über den Salat gießen.

Italienischer Salat mit Artischocken

Rezept für:

2 Portionen

Schwierigkeit

Zutaten:

- Eine halbe Zitrone
- 1 Aubergine
- Pfeffer
- Salz
- Eine halbe Schalotte
- 2 El Essig
- 2 El Olivenöl
- 1 Stiel Petersilie
- Ein halbes Sardellenfilet

Zubereitung:

Zitronensaft auspressen und mit 250 ml Wasser vermengen. Stiele von der Artischocke entfernen. Das obere Drittel der Artischocke abschneiden. Schalotte fein würfeln. Essig und Olivenöl in eine Schüssel geben. Die Schalottenwürfel in die Schüssel geben und darin ziehen lassen. Sardellen hinzufügen und mit Pfeffer und Salz abschmecken. Petersilie fein hacken und unterrühren. Artischocke in dünne Scheiben schneiden und den Salat auf einem Teller servieren.

Suppen

Bouillabaisse

Rezept für:

4 Portionen

Schwierigkeit

Zubereitungszeit:

180 Minuten

Zutaten:

- 400 g Rotbarsch
- 2 Rotbarben
- 1 Knurrhahn
- 1 Dorade
- 4 Garnelen
- 75 g Lauch
- 4 Stiele Dill
- 5 Stiele Kerbel
- 4 Stiele Basilikum
- 125 g Karotten
- 2 Stangen Staudensellerie,
- 1/2 Knoblauchknolle
- 1Fenchel
- 1 Bio-Orange
- 1 Kartoffel
- 150 g Zwiebeln
- 1 El schwarze Pfefferkörner

- 4 El Olivenöl
- 1 El Tomatenmark
- 1/2 kleine Dose geschälte Tomaten
- 125 ml trockener Weißwein
- 75 ml Anisschnaps
- Salz, Pfeffer
- 1 Lorbeerblatt
- 5 Stiele Thymian
- 1/2 Döschen Safranfäden
- Cayennepfeffer

Zubereitung:

Rotbarsch in Stücke zerschneiden; feucht abdecken und kühlstellen. Von Rotbarben, Knurrhähnen und Doraden die Köpfe abtrennen. Von 1 Totbarbe, 1 Knurrhahn und 1 Dorade Filets abschneiden. Bauchinnenseiten schräg abschneiden. Filets entgräten, halbieren und feucht abgedecken, kühlstellen. Restliche Rotbarben, Knurrhahn und Dorade in Stücke schneiden und zum Rotbarsch einfügen. Gräten grob hacken und zu den Fischköpfen einfügen. Karkassen 40 Minuten wässern, Wasser mehrmals auswechseln.

Garnelenköpfe abdrehen, kalt abspülen. Schale bis zum Schwanzstück entfernen und zu den Garnelenköpfen geben. Garnelen entdarmen, feucht abgedeckt kühlstellen. Fischkarkassen abtropfen lassen.

Lauch in Streifen schneiden und waschen. Dill, Kerbel und Basilikum klein schneiden. Karotten, Sellerie, Fenchel würfeln. Orange dünn abschälen, weiße

Innenhaut entfernen. Kartoffeln und Zwiebeln würfeln. Pfefferkörner mörsern..

Öl in einem hohen Kochtopf erwärmen, Zwiebeln darin dünsten. Knoblauch hinzufügen, dünsten. Gemüse und Kräuter zufügen, 7 Minuten dünsten. Fisch- und Garnelenkarkassen zufügen,? 6 Minuten dünsten. Tomatenmark 32 Sekunden mitdünsten. Tomaten, Orangenschale, Kartoffeln, Wein und Anisschnaps zufügen, mit 2 l kaltem Wasser auffüllen und würzen. Fischstücke, Lorbeer und Thymian hinzufügen, abgedeckt 32 Minuten köcheln.

Eine Flotte Lotte über einen Kochtopf einfügen. Suppe mit Karkassen und Gemüse durch die grobe Scheibe der Flotten Lotte durchdrehen Fond einköcheln, würzen. Safran zwischen den Fingerspitzen in 160 ml warmes Wasser zerreiben. Fond auf köcheln, Safran im Wasser hin zufügen, mit Cayennepfeffer würzen.

Öl in einer großen Pfanne erwärmen, Garnelen darin 3 Minuten dünsten. Fischfilets zufügen, auf der Haut 1 Minute dünsten, würzen und umdrehen. Fisch und Garnelen in der Pfanne auf dem ausgeschalteten Herd 65 Sekunden ziehen lassen. Suppe mixen. Suppe, Fisch und Garnelen in Teller einfügen, mit dem übrigen Olivenöl beträufeln und mit Sellerie- und Fenchelgrün bestreuen.

<u>Ucha - Die Fischsuppe aus Russland</u>

<u>Rezept für:</u>

4 Personen

<u>Schwierigkeit</u>

<u>Zubereitungszeit:</u>

50 Minuten

<u>Zutaten:</u>

- 2 kg Süßwasserfische (2 - 4 verschiedene Fischsorten)
- 2 l Wasser
- 2 Zwiebeln
- 2 Möhren
- 4 Kartoffeln
- 9 schwarze Pfefferkörner
- 1 Bund Petersilie
- 1 Bund Dill
- 3 EL Wodka
- Salz

Den Fisch abspülen, mit einem Küchentuch trocken tupfen und anschließend den Kopf, die Flossen und den Schwanz entfernen. Den Fisch danach in etwa 6 cm große Stücke schneiden.

Den Fischkopf, die Flossen und den Schwanz in einem extra Topf mit Wasser aufkochen. Den gebildeten Schaum abschöpfen.

Die Zwiebeln schälen und in kleine Würfel schneiden. Die Möhren schälen. Den Stielansatz entfernen und dann die Möhren in kleine rechteckige Stückchen schneiden. Zwiebeln und Möhren in die Fischbrühe legen.

Den Dill waschen, trocken schütteln und anschließend klein hacken. Petersilie waschen, trocken schütteln und anschließend klein hacken. Die klein gehackten Kräuter zum Gemüse geben.

Die Kartoffeln schälen, in kleine rechteckige Stückchen schneiden und zur Fischbrühe geben. Wärme zuführen und Alles etwa 12 Minuten köcheln lassen.

Die Fischstücke dazugeben und Alles noch einmal 20 Minuten kochen. Salz dazugeben und abschmecken. Den Wodka in die Fischbrühe geben.

Die Suppe etwa eine Stunde ziehen lassen. Vor dem Servieren noch einmal erwärmen und die Kräuter dazugeben.

Lachscremesuppe

Rezept für

2 Personen

Schwierigkeit

Zubereitungszeit:

20 Minuten

Zutaten:

- Petersilie
- Pfeffer
- Salz
- 200 g Lachsfilet
- 50 ml Fischfond
- 250 ml Gemüsebrühe
- 100 g Frischkäse
- Zitronensaft

Zubereitung:

Die Brühe und den Fond zuerst im Topf heiß werden lassen. Lachs klein würfeln und in den Topf geben. Gewürze hinzufügen. Für 8 Minuten köcheln lassen und den Frischkäse untermischen. Danach mit einem Mixstab fein pürieren. Petersilie fein hacken und damit toppen.

Lachs in Zucchinisuppe

Rezept für:

2 Personen

Schwierigkeit

Zubereitungszeit:

30 Minuten

Zutaten:

- Pfeffer
- Salz
- ½ Zwiebel
- 2 Zucchinis
- 500 ml Suppe
- 1 El Öl
- 100 g Lachs
- Etwas Dill
- ½ Becher Creme fraiche

Zubereitung:

Die Zwiebel fein hacken. Die Enden der Zucchini entfernen und ebenfalls klein schneiden. Beide Zutaten mit Öl in dem Topf anrösten und würzen. Danach mit der Suppe ablöschen. 20 Minuten köcheln lassen und Creme Fraiche hinzugeben und unterrühren. Lachs darüber geben und mit Dill abrunden.

Zucchinisuppe mit Lachs

Rezept für

2 Personen

Schwierigkeit

Zubereitungszeit:

30 Minuten

Zutaten:

- Pfeffer
- Salz
- 1 El Öl
- 2 Zucchinis
- ½ Zwiebel
- ½ Becher Creme fraiche
- 500 ml Suppenbrühe
- 1 El Dill
- 70 g geräucherter Lachs

Zubereitung:

Zwiebel fein hacken. Zucchini in mundgerechte Stücke schneiden und anschließend mit den Zwiebelwürfeln knusprig braten und würzen. Mit der Brühe ablöschen und 18 Minuten köcheln lassen. Creme fraiche und alle anderen Zutaten unterrühren und mit dem Stabmixer pürieren. Zum Schluss die Suppe in einen Teller geben und mit dem Lachs toppen.

Einfaches Maki aus Thunfisch

<u>Rezept für</u>

2 Personen

<u>Schwierigkeit</u>

<u>Zubereitungszeit:</u>

20 Minuten

<u>Zutaten:</u>

- 200 g Sushireis
- 1 Noriblatt
- 50 g Thunfisch

<u>Zubereitung:</u>

Den Sushireis mit der doppelten Menge an Salzwasser zubereiten. Noriblatt halbieren. Thunfisch in Streifen schneiden. Gleichmäßig Reis platzieren und danach die Thunfischstreifen darauf geben. Einrollen und in kleine Stücke schneiden.

Tomatensuppe mit Tintenfisch

<u>Rezept für:</u>

2 Portionen

<u>Schwierigkeit</u>

<u>Zubereitungszeit:</u>

25 Minuten

<u>Zutaten:</u>

- 1 Zwiebel
- ½ Knoblauchzehe
- Meersalz
- Pfeffer
- 200 g Tintenfisch
- 70 g spanische Wurst
- 180 g Tomaten
- ½ Stange Sellerie
- 500 ml Fischfond
- ½ Lorbeerblatt
- Petersilie
- Safranpulver
- ½ Möhre

<u>Zubereitung:</u>

Petersilie, Knoblauch und Zwiebel klein schnippeln. Tintenfischarme in Ringe verarbeiten. Wurst in Würfel schneiden und in der Pfanne mit den Zwiebeln und dem Knoblauch für 6 Minuten anbraten. Gemüse putzen und klein schneiden und danach in den Topf geben. Zutaten gut würzen. Tintenfisch zu der Suppe geben und bei niedriger Hitze für 40 Minuten köcheln. Mit der Petersilie abrunden.

<u>Kokossuppe mit Garnelen</u>

<u>Rezept für:</u>

4 Portionen

<u>Schwierigkeit</u>

<u>Zubereitungszeit:</u>

20 Minuten

<u>Zutaten:</u>

- 1 l Hühnerbrühe
- 400 ml Kokosmilch
- 4 Stangen Zitronengras
- 2 rote Chilischoten
- 50 g Ingwer
- 300 g braune Champignons
- 300 g TK-Erbsen
- 16 geschälte Garnelen
- 6 El Fischsauce
- 12 Stiele Koriandergrün

<u>Zubereitung:</u>

Hühnerbrühe mit Kokosmilch auf köcheln. Zitronengras putzen und faserig aufklopfen Chilischoten einritzen. Ingwer in Scheiben zerschneiden.

Zitronengras, Chili und Ingwer in die Suppe einfügen und 5 Min. mitköcheln.

Champignons halbieren. Pilze, TK-Erbsen und Garnelen in die Suppe einfügen und 6 Min. mitköcheln. Mit Fischsauce würzen. Mit Koriandergrün bestreuen und anrichten.

Soljanka mit Fisch

Rezept für:

4 Portionen

Schwierigkeit

Zubereitungszeit:

40 Minuten

Zutaten:

- 3 Zwiebeln
- 100 g Butter
- 1,5 l leichtes Essigwasser
- 6 saure Gurken
- 16 eingelegte Pilze
- 800 g Fischfilet (z.B. Kabeljau)
- 5 TL Kapern
- Salz
- Pfeffer
- Zitrone

Zubereitung:

Die Zwiebeln schälen und in Stücke schneiden. Die Butter in der Pfanne erhitzen und darin die Zwiebeln glasig andünsten. Das Essigwasser zugeben und alles ablöschen.

Die Gurken sowie die Pilze und den Fisch würfeln. Zusammen mit den Kapern in die Pfanne geben und mit Zitrone, Pfeffer und Salz abschmecken

Hauptspeisen

Karpfenstäbchen

Rezept für

2 Personen

Schwierigkeit

Zubereitungszeit:

25 Minuten

Zutaten:

- 80 g Pilze
- Pfeffer
- Öl
- Salz
- 2 El Petersilie
- 150 g Karpfenfilet
- 50 g Mehl
- 100 g Semmelbrösel
- 1 Ei
- 1 Knoblauchzehe

Mehl, Semmelbrösel und Ei jeweils in 3 verschiedene Schüsseln geben. Pilze fein hacken und Fisch in mundgerechte Stücke schneiden. Beide Zutaten miteinander vermengen. Knoblauch hinein pressen. Petersilie fein hacken und dazu geben. Aus der Masse Kroketten formen und zuerst in das Ei, danach in das Mehl, wieder in das Ei und dann in die Semmelbrösel geben. In einer Pfanne mit Öl ausbraten.

Pilzsoße mit gebackenem Karpfen

Rezept für

2 Personen

Schwierigkeit

Zubereitungszeit:

900 Minuten

Zutaten:

- 1 ganzer Karpfen (ca. 500 g)
- Salz
- Pfeffer
- 2 EL Mehl
- 2 EL Olivenöl
- 1 Zwiebel, halbiert und in Scheiben geschnitten
- 125 ml Weißwein
- 100 g Pilze
- 150 ml Wasser
- 2 EL Creme fraiche oder Schmand
- 1 EL Mehl

Den Backofen auf 200° C Ober-/Unterhitze vorheizen.

Den Fisch abbrausen, trocknen, das Innere herauslösen und kräftig mit Pfeffer und Salz würzen. Anschließend den Fisch in Mehl wenden.

Eine Pfanne erwärmen und darin 1 EL Öl erhitzen. Die Zwiebeln hineingeben und leicht andünsten. Danach herausnehmen und mit ihnen den Boden von einem Bräter bedecken.

Nun wird der Karpfen in die Pfanne gelegt und beidseitig etwa 5 min angebraten. Den Fisch auf die Zwiebeln legen, mit etwas Pfeffer und Salz bestreuen und den Wein darüber gießen.

Den Bräter für etwa 30-35 min in den Backofen stellen.

Eine Pfanne mit 1 EL Öl erhitzen und die Pilze darin andünsten. Etwas Mehl zugeben und alles gut miteinander verrühren. Mit Wasser und Creme Fraiche ablöschen und mit Pfeffer und Salz würzen.

Den Karpfen mit der Pilzsauce noch warm servieren.

Fisch- Weißkohl- One-Pot

Rezept für:

6 Portionen

Schwierigkeit

Zubereitungszeit:

55 Minuten

Zutaten:

- 510 g Weißkohl
- 410 g rote Paprikas
- 3 Zwiebeln
- 2 Tl Kümmel
- 3 El Öl
- Salz
- Pfeffer
- 2 Tl Mehl
- 5 El Ajvar
- 4 Tl Paprikapulver
- 810 ml Gemüsebrühe
- 610 g Seelachsfilet
- 7 El Dill

Weißkohl in Streifen schneiden. Paprika und Zwiebeln würfeln. Kümmel zerstoßen.

Kohl, Paprika und Zwiebeln im heißen Öl andünsten, würzen. Mehl, Paprikamark und -pulver zufügen und rösten. Brühe zufügen abgedeckt 26 Minuten köcheln.

Fischfilet waschen, trockentupfen und würfeln, würzen, in Dill wenden. Eintopf nach 26 Minuten nochmals würzen. Fisch darauf setzen, 9 Minuten abgedeckt garen.

Lachs-Wirsing-Auflauf

Rezept für:

2 Portionen

Schwierigkeit

Zubereitungszeit:

45 Minuten

Zutaten:

- 1.5 El Butter
- 1 El Mehl
- 300 ml fettarme Milch (1,5 %)
- 1/2 altbackenes Brötchen
- 300 g Wirsing
- Salz
- Cayennepfeffer
- 2 Tl Zitronensaft
- 150 g Lachsfilets (ohne Haut)
- Pfeffer

1- 2 El Butter in einem Topf erwärmen, 1 El Mehl darin kurz andünsten und 300 ml fettarme Milch (1,5 %) nach und nach mit einem Schneebesen hineinrühren. Unter Rühren aufköcheln lassen, dann bei geringerr Hitze 10 min. zugedeckt weiter köcheln lassen.

Inzwischen ein 1?2 altbackenes Brötchen auf einer Reibe grob reiben. 300 g Wirsing putzen, dabei den Strunk und dicke Blattrippen wegschneiden. Blätter in reichlich kochendem Salzwasser ca. 5 min. blanchieren, abschrecken und gut abtropfen lassen. Wirsing in eine Auflaufform (ca. 20 x 12 cm) hineingeben.

Die Soße mit Salz, Cayennepfeffer und 1-2 Tl Zitronensaft kräftig würzen. 150 g Lachsfilet (ohne Haut) in 2 cm breite Streifen zerschneiden und zwischen den Wirsing schichten. Leicht mit Salz und Pfeffer würzen. Mit der Soße übergießen und mit den Bröseln bestreuen. 1 El Butter in Flöckchen darüber final verteilen. Auf dem Rost im heißen Backofen bei 200 Grad in der Ofenmitte in 20 min. fertig backen.

Spinat-Lachs mit Blätterteig

Rezept für:

2 Portionen

Schwierigkeit

Zubereitungszeit:

40 Minuten

Zutaten:

➤ 300 g TK-Blattspinat
➤ 1 Zwiebel
➤ 1 Knoblauchzehe
➤ 1 El Butter
➤ 2 Tl Mehl
➤ 160 ml Milch
➤ 160 ml Schlagsahne
➤ Salz
➤ Pfeffer
➤ Muskatnuss
➤ 3 Eier (Kl. M)
➤ 160 g Räucherlachs (im Stück)
➤ 1 Eigelb, (Kl. M)
➤ 1 Pk. Blätterteig (275 g, 42x25 cm, im Kühlregal)

Spinat nach Packungsanleitung auftauen lassen, kräftig ausdrücken. Zwiebel und Knoblauch klein zerhacken. Butter erwärmen, beides darin andünsten. Spinat hinzugeben, Mehl darüber stäuben und andünsten. Mit Milch (bis auf 1 El) und Sahne ablöschen, mit Salz, Pfeffer und Muskat kräftig würzen. Aufköcheln und bei mäßiger Hitze 10 Min. weiter köcheln lassen.

Eier 8 Min. kochen, dann abschrecken, pellen und mit dem Eierschneider in Spalten schneiden. Lachs in ca. 1 cm breite Stücke schneiden. Spinat gut nachwürzen. In eine Auflaufform (ca. 30 x 20 cm) geben. Lachs und Eier darauf abwechselnd verteilen.

Eigelb und übrige Milch vermischen, den Form- Rand damit bestreichen. Blätterteig entrollen, über die Form legen, am Form Rand gut andrücken. Den überstehenden Teig nach innen einschlagen. Teigoberfläche mit der Eigelbmischung einstreichen. Im heißen Backofen bei 200 Grad (Umluft 180 Grad) auf der untersten Einschubleiste in 25 Min. fertig backen.

Lachs mit leckerer Limettensoße

Rezept für:

2 Personen

Schwierigkeit

Zubereitungszeit:

22 Minuten

Zutaten:

- Pfeffer
- Salz
- 1 Lachsfilet
- ¼ Lauch
- Kreuzkümmel
- ½ Chilischote
- 2 Tl Öl
- 90 ml Wasser
- 1 Tl Kräuterbutter
- 2 Knoblauchzehen
- Etwas Limettensaft

Zubereitung:

Die Knoblauchzehen fein hacken. Den Lauch in mundgerechte Würfel verarbeiten. Lachs von beiden Seiten mit Limettensaft beträufeln. Knoblauchzehe mit den Chilischoten, Pfeffer, Salz, Öl, Kreuzkümmel und Limettensaft vermengen. Den Lachs darin für 40 Minuten einlegen. Lauch in der Pfanne anbraten und danach den Fisch dazugeben und von beiden Seiten für 5 Minuten anbraten.

Fischfilet mit Tomatenkruste

Rezept für:

2 Personen

Schwierigkeit

Zubereitungszeit:

25 Minuten

Zutaten:

- Pfeffer
- Zitronensaft
- Meersalz
- 2 El Paniermehl
- 1 Lachsfilet
- Zitronensaft
- 1 Knoblauchzehe
- Etwas Petersilie
- 15 g Butter
- 2 Tomaten
- 1 El Parmesan

Zubereitung:

Den Strunk der Tomaten entfernen und danach mit heißem Wasser schälen. Petersilie und Knoblauch fein hacken. Tomaten in Stücke schneiden und mit Paniermehl, Butter und Parmesan vermengen. Anschließend die Tomaten würzen. Fischfilet mit Zitronensaft beträufeln und in eine Auflaufform geben. Die Tomatenmischung darauf geben und im Ofen bei 200 Grad Umluft für 10 Minuten schmoren lassen.

Räucherlachs-Rouladen

Rezept für:

8 Portionen

Schwierigkeit

Zubereitungszeit:

120 Minuten plus Kühlzeit:

Zutaten:

- 2 Blätter weiße Gelatine
- 40 g Zwiebeln
- 1 El Öl
- 100 g Räucherfischabschnitte
- 1/2 Lorbeerblatt
- 2-3 Wacholderbeeren
- 200 ml Fischfond
- 250 ml Schlagsahne
- 3 Tl Meerrettich
- Salz
- Pfeffer
- 200 g Lachs
- 1 Tl Meerrettich

Die Gelatine in kaltem Wasser gut einweichen. Die Zwiebeln klein schneiden und in einem großen Topf in Öl mit den Räucherfischabschnitten, Lorbeer und Wacholder andünsten. Mit Fischfond und 125 ml Sahne auffüllen und bei offenem Topf bei mittlerer Hitze in gut 20 Minuten auf 150 ml einköcheln lassen. Durch ein Sieb in einen zweiten Topf gießen. Die Gelatine ausdrücken und in dieser Flüssigkeit auflösen. Den Fond mit Meerrettich, Salz und Pfeffer würzen, abkühlen lassen und kalt stellen, bis er leicht zu gelieren beginnt. Die restliche Sahne steif schlagen und mit einem Schneebesen vorsichtig unter die Creme heben. Abgedeckt 2 Stunden in den Kühlschrank stellen.

Die Lachsscheiben auf Klarsichtfolie zu einem Rechteck (ca. 30x40 cm) so auslegen, dass sie sich leicht überlappen. Die Räucherfischmouse mit einem Löffel darauf verteilen und glatt streichen. Die Lachsscheiben mit Hilfe der Folie von der Längsseite kommend zu einer Roulade aufrollen. Die Enden der Folie fest zusammendrehen, wie bei einem Bonbon. Die Rolle dann fest in Alufolie einwickeln, die Enden ebenso zusammendrehen. Die Räucherlachs-Roulade über Nacht kalt stellen.

Die Roulade aus den Folien nehmen, in 4 Scheiben schneiden und auf einer Servierplatte anrichten. Mit frisch geriebenem Meerrettich bestreuen. Mit frischen Salzkartoffeln servieren.

<u>Mandelfisch</u>

<u>Rezept für:</u>

2 Personen

<u>Schwierigkeit</u>

<u>Zubereitungszeit:</u>

25 Minuten

<u>Zutaten:</u>

- 30 g Mandelblättchen
- 30 g Semmelbrösel
- 2 Stück Seelachsfilet
- Salz, Pfeffer
- 2,5 Tl Senf
- 3-4 El Öl

<u>Zubereitung:</u>

Mandelblättchen zerkleinern. Semmelbrösel zugeben. Seelachsfilet trockentupfen. Mit Salz und Pfeffer abschmecken und auf der Oberfläche dünn mit Senf einstreichen.

Öl erwärmen. Fischfilets mit der Senfseite in die Brösel-Mischung eindrücken und mit dieser Seite nach unten in die Pfanne einlegen. 3 Min. anbraten. Umdrehen, noch 4 Min. dünsten.

<u>Strudel mit Lachs</u>

<u>Rezept für:</u>

2 Personen

<u>Schwierigkeit</u>

<u>Zubereitungszeit:</u>

30 Minuten

<u>Zutaten:</u>

- Pfeffer
- Salz
- ½ Packung Strudelteig
- 500 g Brokkoli
- 250 g Lachs
- ½ Becher Creme fraiche
- 1 Ei
- Kräuter

<u>Zubereitung:</u>

Brokkoli und Lachs putzen und danach in einem Topf kurz blanchieren. Danach abtropfen lassen und den Lachs in Würfel schneiden. Brokkoli ebenfalls in mundgerechte Stücke verarbeiten. Backofen auf 220 Grad vorheizen. Teig ausrollen und Creme fraiche mit den übrigen Zutaten vermengen. Die Masse auf den Teig geben, die Enden festdrücken und danach für 30 Minuten im Backofen backen.

Hamburger Pannfisch-Gratin mit Gurkensalat

Rezept für:

4 Portionen

Schwierigkeit

Zubereitungszeit:

50 Minuten plus 45 Min. Garzeit,

Zutaten:

- 800 g mittelgroße, fest kochende Kartoffeln
- 1 Tl Kümmelsaat
- 300 g Zwiebeln
- 2 El Öl
- 160 g Räucherlachs (in Scheiben)
- 600 g Lachsfilet (ohne Haut)
- Salz
- Pfeffer
- 200 ml Schlagsahne
- 5 Tl körniger Dijon-Senf
- 3 Bio-Eier (Kl. M)
- 1 Schalotte
- 1 Mini-Salatgurke, (ca. 200 g)
- 90 g Gewürzgurken
- 60 g Senfgurken
- 6 Stiele Dill
- 3 El Rapskern-Öl

Außerdem:

- Fett für die Form

Kartoffeln gewaschen, aber ungeschält mit Kümmel 20 Minuten kochen. Abgießen, abschrecken, abkühlen lassen und pellen.

Zwiebeln in 1?2 cm dicke Ringe schneiden und in einer beschichteten Pfanne im heißen Öl bei mäßiger Hitze hellbraun andünsten. Zwiebeln in eine gut gefettete Auflaufform (26 cm Ø) geben. Räucherlachs würfeln, auf die Zwiebeln geben. Lachsfilet und Kartoffeln in ca. 1 cm dünne Scheiben schneiden. Kartoffeln und Lachsscheiben abwechselnd fächerförmig in der Form verteilen. Kräftig salzen und pfeffern.

Sahne, Senf und Eier verquirlen und über Lachs und Kartoffeln geben. Im vorgeheizten Backofen bei 200 Grad (Gas 3) auf dem Rost auf der mittleren Einschubleiste ca. 20 Minuten gratinieren. Dabei während der letzten 5 Minuten den Backofengrill zuschalten, um das Gratin lecker zu bräunen.

Inzwischen die Schalotte klein würfeln, in einem Sieb kurz mit kochend heißem Wasser überbrühen, dann abschrecken und abtropfen lassen. Salatgurke schälen, der Länge nach vierteln und entkernen. Alle Gurken in ½ cm große Würfel schneiden. Dillspitzen abteilen und klein zerschneiden. Schalotte, Gurkenwürfel, Dill und Rapskern-Öl vermischen. Gratin vor dem Servieren 5 - 8 Minuten ruhen lassen und mit dem Gurkensalat anrichten.

Zander mit Blätterteig

Rezept für:

2 Personen

Schwierigkeit

Zubereitungszeit:

30 Minuten

Zutaten:

- Pfeffer
- Salz
- 1 El Dill
- 2 Stück Lauch
- 2 Zanderfilets
- 1 El Butter
- 1 El Kren
- ½ Stück Blätterteig
- Etwas Zitronensaft

Zubereitung:

Den Ofen zunächst auf 200 Grad Umluft vorheizen. Lauch putzen und in kleine Stücke schneiden. Danach in der Pfanne anbraten und mit allen Gewürzen abschmecken. Blätterteig ausrollen und Vierecke herausstechen. Filet klein schneiden und Blätterteig mit Zitronensaft beträufeln. Nun mit allen Zutaten befüllen, aufrollen und im Backofen 22 Minuten knusprig braten.

Pfifferlingsstippe mit Zander

<u>Rezept für:</u>

2 Portionen

<u>Schwierigkeit</u>

<u>Zubereitungszeit:</u>

20 Minuten

<u>Zutaten:</u>

- 90 g durchwachsener Speck
- 1 Zwiebel
- 150 g Pfifferlinge
- ½ Bund krause Petersilie
- 2 Zanderfilets mit Haut (à 150 g)
- 2-3 El Butterschmalz
- Pfeffer
- Salz

Champignons putzen und in Scheiben schneiden. Die Zwiebel würfeln. Hähnchenbrustfilets in Streifen schneiden.

3 E l Öl in einer Pfanne erhitzen, Fleisch portionsweise hinzugeben, von allen Seiten braun anbraten und aus der Pfanne entnehmen. 2 El Öl in der Pfanne erhitzen, Zwiebeln und Champignons darin hellbraun anbraten, kräftig mit Pfeffer und Salz würzen. Mit Sahne, Weißwein und 100 ml Wasser ablöschen und fast vollständig reduzieren lassen. Die Sosse mit 1-2 El Saucenbinder abbinden. Das Fleisch hinzugeben und mit 1-2 Tl Zitronensaft verfeinern.

Schlagsahne halb steif schlagen und kurz vor dem Auftragen unter das Geschnetzelte rühren.

Welsfilet

Rezept für

2 Personen

Schwierigkeit

Zubereitungszeit:

30 Minuten

Zutaten:

- Pfeffer
- Salz
- Öl
- 1 Ei
- 4 Tl Mehl
- 300 g Welsfilet
- Fischgewürze
- 1 El Butter

Zubereitung:

Welsfilet putzen und mit Öl und Butter in der Pfanne anrösten. Ei aufschlagen und mit den Gewürzen vermengen. Mehl auf beide Seiten des Fisches streuen und danach die Eiermischung in die Pfanne geben. Gut durchrösten lassen.

Saiblingsfilet mit Mangold

Rezept für:

2 Personen

Schwierigkeit

Zubereitungszeit:

35 Minuten

Zutaten:

- Pfeffer
- Zitronensaft
- Salz
- 1 Saiblingsfilet
- 200 g Kartoffeln
- 50 g Mangold
- 3 El Butter
- ½ Knoblauchzehe

Zubereitung:

Die Kartoffeln für 20 Minuten garen und anschließend schälen. Mangold putzen und in mundgerechte Streifen schneiden. Saiblingsfilets von beiden Seiten mit Zitronensaft beträufeln und anschließend würzen. Mangold mit Butter in der Pfanne rösten und Knoblauch fein hacken und dazu geben. Saiblingsfilets miträsten und abschließend alles gemeinsam auf einem Teller servieren.

Pangasius mit Kartoffeln und Karotten

Rezept für:

4 Portionen

Schwierigkeit

Zubereitungszeit:

35 Minuten

Zutaten:

- 4 große Kartoffeln, festkochend
- 4 große Fischfilets (Pangasius)
- 4 kl. Karotten
- 4 Stängel Zitronengras
- 1 Bund Petersilie
- 4 Frühlingszwiebeln
- 50 g Butter
- Zitrone
- Salz
- Pfeffer

<u>Zubereitung:</u>

Karotten und Kartoffeln schälen, gut waschen und in Scheibchen schneiden. Mit Salz und Pfeffer gut würzen. Frühlingszwiebeln in kleine Scheiben zerschneiden und mit gehackter Petersilie vermischen.

Den Fisch pfeffern.

In den Schlauch die Kartoffelscheiben, Karotten und die Frühlingszwiebel-Petersilienmischung legen. 15 g Butter auf das Gemüse gleichmäßig verteilen und den Fisch auf das Gemüse legen. Zitronengrasstängel zerteilen und oben auf den Fisch legen.

Den Bratschlauch fest verschließen und im Backofen bei 145°C Umluft ca. 15 bis 17 Min. garen.

Bratschlauch aufschneiden, das Zitronengras entfernen, Fisch mit Zitronensaft gut beträufeln und servieren.

Hering im Pelzmantel

Rezept für:

4 Personen

Schwierigkeit

Zubereitungszeit:

120 Minuten + Wartezeit 120 Minuten

Zutaten:

- 3 Stück. rote Rübe
- 3 Kartoffeln (mittelgroß, festkochend)
- 3 Möhren
- 3 Eier
- 400 g Hering
- 2 Zwiebeln
- 80 ml Öl
- 140 g Mayonnaise
- 1 Bund Dill
- Salz

Die Möhren schälen. Den Stielansatz entfernen und dann die Möhren weich kochen. Die Kartoffeln schälen, in gesalzenem Wasser bissfest kochen (16 - 25 min je nach Kartoffelsorte) und dann abgießen. Die Eier in kochendem Wasser ungefähr 10 Minuten kochen, dann abschrecken und pellen.

Möhren, Kartoffeln und rote die rote Bete schälen und mit einem Gemüsehobel klein raspeln. Jeweils eine eigene kleine Schüssel verwenden.

Den Fisch abspülen, mit einem Küchentuch trocken tupfen und anschließend den Kopf, die Flossen und den Schwanz entfernen. Den Fisch danach in etwa 3 cm große Stücke schneiden.

Die Zwiebeln schälen und in kleine Würfel schneiden. Den Dill waschen, trocken schütteln und anschließend klein hacken. In einer weiteren Schüssel den Fisch mit den Zwiebeln, etwas Öl und dem klein gehackten Dill mischen.

Die Mayonnaise mit 2 EL rote Bete mischen.

In eine große Form eine Schicht Kartoffeln legen, etwas Salz darüber streuen und danach den Fisch in die Form legen. Darüber eine Schicht mit den Eiern legen und darauf eine Schicht rote Bete legen. Oben auf die oberste Schicht die Mayonnaise auftragen.

Die Form zwei Stunden in den Kühlschrank stellen und danach servieren. Je nach Geschmack einen Salat und etwas Brot oder Baguette dazu reichen.

Heilbutt

<u>Rezept für:</u>

2 Personen

<u>Schwierigkeit</u>

<u>Zubereitungszeit:</u>

55 Minuten

<u>Zutaten:</u>

- 6 Tomaten
- 5 Aprikosen
- 3 Lauchzwiebeln
- 1 rote Chilischote
- 2,5 EL weißer Balsamico-Essig
- 1,5 EL flüssiger Honig
- 4 EL Olivenöl
- Salz
- Pfeffer
- 260 g frische Tagliatelle
- 500 g Fischfilet

Tomaten mit Wasser säubern, kleinschneiden. Aprikosen mit Wasser säubern, entsteinen, zerschneiden. Lauchzwiebeln säubern, mit Wasser säubern, in Ringe zerschneiden. Chili säubern, längs einschneiden, entkernen, mit Wasser säubern, in Ringe zerschneiden.

Essig, Honig und 1 EL Öl vermischen. Mit den vorbereiteten Zutaten vermischen, würzen.

Nudeln aufköcheln, abgießen und kalt abschrecken.

Fisch mit Wasser säubern, trocken tupfen und in sechs Stücke zerschneiden, würzen. Nudeln in sechs Portionen einteilen, auf einer Arbeitsplatte verteilen. Fischstücke auflegen und in die Nudeln wickeln.

2,5 EL Öl in einer großen Pfanne erwärmen. Nudelpäckchen anbraten, wenden und 5 Minuten weiter braten, dann mit der Salsa kredenzen.

Heilbutt mit Nudeln

Rezept für

2 Personen

Schwierigkeit

Zubereitungszeit:

25 Minuten

Zutaten:

- Zitronensaft
- Pfeffer
- Öl
- Salz
- 50 g Nudeln
- 150 g Heilbutt
- 50 g Frischkäse
- ½ Schalotte
- Etwas Butter
- 1 Tl glattes Mehl

Zubereitung:

Nudeln mit Salzwasser garen und die Schalotte in mundgerechte Stücke schneiden. Heilbutt in kleine Streifen verarbeiten und mit Mehl und Gewürzen bedecken. Butter in der Pfanne erhitzen und den Fisch von beiden Seiten anbraten. Frischkäse unterrühren und sobald die Nudeln fertig sind, dazu geben.

Matjesfilets mit Schlagobers

Rezept für:

2 Personen

Schwierigkeit

Zubereitungszeit:

20 Minuten

Zutaten:

- Pfeffer
- Meersalz
- 2 Stück Matjesfilets
- ¼ Becher Schlagobers
- 1 Zwiebel
- ½ Apfel
- ½ Tl Essig
- ½ Becher Sauerrahm

Zubereitung:

Zwiebel fein hacken und Apfel würfeln und mit allen anderen Zutaten bis auf den Fisch vermengen. Die Forellen bei Bedarf in der Pfanne rösten oder im Backofen für 10 Minuten schmoren lassen und danach mit der Soße toppen.

Fusilli mit Venusmuscheln

Rezept für:

3 Portionen

Schwierigkeit

Zutaten:

- Pfeffer
- Salz
- 300 g Venusmuscheln
- 240 g Fusilli
- 1 Zitrone
- 150 g Sardinen
- Olivenöl
- Petersilie
- Etwas Fenchelkraut

Zubereitung:

Sardinen salzen und mit Zitronensaft beträufeln. Für 3 Stunden im Kühlschrank ziehen lassen. Venusmuscheln mit Öl in einer Pfanne erhitzen, sodass sie sich öffnen. Muschelfleisch aus den Schalen herausnehmen. Muschelsud mit 20 ml Olivenöl und etwas gehackter Petersilie in einer Pfanne erhitzen. Fusilli in Salzwasser zubereiten und danach zu dem Muschelfleisch geben. Am Ende mit Pfeffer und Salz abrunden.

Meeresfrüchte mit Spaghettini

<u>Rezept für:</u>

3 Portionen

<u>Schwierigkeit</u>

<u>Zubereitungszeit:</u>

115 Minuten

<u>Zutaten:</u>

<u>Pulpo:</u>

- rote Chilischote
- 1 kleiner Pulpo (ca. 400 g)
- 25 ml Wermut
- 1 Knoblauchzehe
- 1 Lorbeerblatt
- Salz

<u>Muscheln und Garnelen</u>

- ? 0,5 kg Venusmuscheln
- ? Salz
- ? 50 g Staudensellerie
- ? 1 rote Chilischote
- ? 40 g Schalotten
- ? 1 Knoblauchzehe
- ? 125g gelbe Kirschtomaten
- ? 2 Stiele Petersilie
- ? ½ Bund Frühlingszwiebeln
- ? 4 Garnelen
- ? 150 g Spaghettini
- ? 3 El Olivenöl
- ? 50 ml Weißwein

Für den Pulpo:

Die Chili abwaschen, trocknen und einschneiden. Den Knoblauch schälen und kleinhacken. Einen Topf auf den Ofen stellen und zusammen mit Wermut, Lorbeer, 25 ml Wasser, Pulpo, Knoblauch Chili bei geringer Hitzezufuhr etwa 60 min garen lassen. Zwischendurch wenden und mit Salz würzen. Den Pulpo herausnehmen und zum Auskühlen zur Seite stellen. Die Haut vom Pulpo entfernen, die Arme und den Körper in Scheiben schneiden.

Wasser mit etwas Salz in eine Schüssel geben und darin etwa 25 min die Muscheln wässern. In der Zwischenzeit den Sellerie abwaschen und die Fäden entfernen. Das Grün vom Sellerie in kaltes Wasser legen und die Stangen in dünne Scheiben schneiden. Die Chilischote abwaschen und ebenfalls in Scheiben schneiden. Schalotten und Knoblauch schälen und würfeln. Die Tomaten abwaschen, den Stielansatz entfernen und in Viertel schneiden. Die Petersilienblätter von den Stielen befreien und kleinhacken. Die Frühlingszwiebel abbrausen, das äußere Blatt entfernen und in Ringe schneiden.

Die Garnelen vollständig aufschneiden und den Darm herausnehmen. Die Nudeln nach Packungsanleitung zubereiten. Anschließend in ein Sieb zum Abtropfen geben. Wichtig ist dabei, dass 50 ml Nudelwasser aufgefangen wird. Die grünen Blätter vom Sellerie kleinhacken.

Die Muscheln in einem Sieb zum Abtropfen geben, dabei geöffnete Muscheln aussortieren. Einen Topf mit 2 EL Öl erwärmen und darin Knoblauch, Chili, Frühlingszwiebeln, Schalotten und Sellerie für 3-4 min bei mittlerer Hitzezufuhr andünsten.

Den Wein und die Muschel zufügen und den Topf schließen. Alles etwa 5 min garen lassen. Eine beschichtete Pfanne erwärmen und das restliche Öl darin erhitzen. Nun die Garnelen zufügen und für 4 min bei mittlerer Hitzezufuhr garen lassen. Zum Schluss mit etwas Salz würzen. Das Nudelwasser sowie den Pulpo, die Tomaten, das Nudelwasser zu den Muscheln in den Topf geben und alles etwa 2 min erhitzen. Zum Schluss mit den Blättern vom Sellerie und der Petersilie dekorieren und mit den Garnelen auf Tellern anrichten.

Risotto mit Meeresfrüchten

Rezept für:

2 Personen

Schwierigkeit

Zubereitungszeit:

20 Minuten

Zutaten:

- Pfeffer und Meersalz
- 200 g Meeresfrüchte
- Olivenöl
- Zitronensaft
- 1 Zwiebel
- 80 ml Weißwein
- 400 ml Wasser
- 120 g Risottoreis
- 1 Tl Gemüsesuppe
- 3 Tomaten
- 5 El passierte Tomaten
- 2 El Parmesan

Zubereitung:

Zwiebel fein hacken, den Strunk der Tomate entfernen und in kleine Würfel schneiden. Zwiebeln in einen Topf andünsten und danach den Reis hinzugeben. Mit dem Wein ablöschen und Tomaten und passierte Tomaten untermischen. Wasser und Gemüsesuppe hinzufügen und für 22 Minuten dünsten lassen. Die Meeresfrüchte in der Pfanne anbraten und unter den Reis mischen. Alles mit dem Parmesan abrunden

Nudeln mit grünem Spargel und Muscheln

<u>Rezept für:</u>

4 Portionen

<u>Schwierigkeit</u>

<u>Zubereitungszeit:</u>

45 Minuten

<u>Zutaten:</u>

- Pfeffer
- Salz
- 500 g Miesmuscheln
- 250 g grüner Spargel
- 1 Lorbeerblatt
- 170 g Nudeln
- Knoblauch
- trockener Weißwein
- Etwas Olivenöl

<u>Zubereitung:</u>

Miesmuscheln in eine Schmorpfanne mit Öl, Knoblauch, ¼ Glas Weißwein und einem Lorbeerblatt geben und ziehen lassen. Sobald die Muscheln sich geöffnet haben, die Überreste entfernen. Nudeln in Salzwasser zubereiten. Spargel in dünne Streifen schneiden und 3 Minuten vor Ende der Kochzeit zu den Nudeln geben. Muscheln dazu anrichten und Knoblauch nachwürzen.

Tagliatelle mit Garnelen und Zitronensauce

<u>Rezept für:</u>

2 Portionen

<u>Schwierigkeit</u>

<u>Zubereitungszeit:</u>

25 Minuten

<u>Zutaten:</u>

- 1 Zwiebel
- 1 Knoblauchzehe
- Saft einer Bio Zitrone
- 3 El Öl
- 1 El Zucker
- 250 g Crème fraîche
- Salz
- Pfeffer
- 250 g Bandnudeln
- 150 g TK-Garnelen
- 25 g Rauke

Knoblauch und Zwiebeln schälen und kleinschneiden. Die Zitrone abwaschen und fein abreiben. Eine Zitrone auspressen.

In einer Pfanne das Öl erhitzen und bei mittlerer Hitzezufuhr den Knoblauch und die Zwiebeln darin glasig andünsten. Den Zucker darüber streuen, schmelzen lassen und alles mit dem Zitronensaft ablöschen. Zum Schluss die Crème fraiche dazugeben und die Sauce mit 1 Prise Zucker, Pfeffer, Salz und dem Abrieb der Zitronenschale abschmecken.

Salzwasser zum Kochen bringen und die Nudeln darin nach Packungsanleitung garen. Die Rauke waschen und trockenschleudern. In der Sauce die Garnelen leicht erhitzen. Die Nudeln in einem Sieb abgießen und mit der Zitronensauce übergießen. Die Rauke mit den Nudeln auf Tellern anrichten und noch warm servieren.

Fisch-Reiseintopf

<u>Rezept für:</u>

3 Portionen

<u>Schwierigkeit</u>

<u>Zubereitungszeit:</u>

45 Minuten

<u>Zutaten:</u>

- 70 g Sellerie
- 60 g Karotten
- 3 weiße Zwiebeln
- 2 Knoblauchzehen
- 300 g Krustentiere, (z.B. Gambas, Garnelen)
- 3 El Sonnenblumenöl
- 125 ml Weißwein trocken
- 1 l Fischbrühe
- 125 g Fischfilets, (z.B. Loup de Mar, Lachs, Barsch)
- 150 g Risottoreis
- 30 g gehobelte Mandeln
- 1 Prise Zucker
- Salz

<u>Zubereitung:</u>

Gemüse, Zwiebeln putzen, schälen und würfeln. Die Garnelen und Gambas putzen und der länge nach halbieren.

Öl im Topf erwärmen. Gemüse, Zwiebeln und Knoblauch ca. 2 Minuten anbraten und mit Weißwein ablöschen. Ca 2 Minuten kochen lassen. Die Fischbrühe dazu geben und kochen. Die Fischfilet, die Krustentiere und den Reis mit den Mandeln hinzu geben. Mit Zucker und Salz würzen.

Im heißen Ofen, bei 220 Grad ohne Deckel, im unteren Bereich, ca. 20 - 30 Minuten garen lassen.

<u>Shrimp Boil</u>

<u>Rezept für:</u>

4 Portionen

<u>Schwierigkeit</u>

<u>Zubereitungszeit:</u>

80 Minuten

<u>Zutaten:</u>

- 1 Bio-Zitronen
- 1 Tomate
- 1 Stangen Staudensellerie
- 2 Maiskolben
- 2 rote Zwiebeln
- 3 kleine Artischocken
- 2 EL Sonnenblumenöl
- 3 Merguez, (gewürzte Lammbratwürstchen, beim Metzger vorbestellen!)
- 200 ml Cidre (ersatzweise Bier)
- 500 ml Geflügelfond
- 2 EL brauner Zucker
- Salz
- 1 Lorbeerblätter
- 100 g Räucherspeck am Stück
- 3 EL Cajun-Gewürz, (siehe Rezept: Cajun-Gewürzmischung; auch im Internet erhältlich)
- 250 g Drillinge (kleine Kartoffeln)
- 1 EL Butter
- 500 g Garnelen, (ohne Kopf, mit Schale, entdarmt)
- 2 Stiele Petersilie

<u>Zubereitung:</u>

Für den Fond von 1/2 Zitrone 4 Scheiben abschneiden. Tomate vierteln, Sellerie putzen und in 2 cm große Stücke schneiden. Maiskolben waschen und in je 2 Stücke schneiden. Zwiebeln längs vierteln.

Übrige Zitronen gut auspressen, den Saft mit 500 ml Wasser vermengen. Artischocken putzen, dann die äußeren Blätter und ca. 3/4 der Spitze entfernen. Stiele auf ca. 4 cm kürzen und bis zum Boden dünn runterschälen. Artischocken längs halbieren, putzen und die Artischocken sogleich in das Zitronenwasser legen.

Öl in einem großen Topf erwärmen. Merguez halbieren und bei mäßiger Hitze ca. 3 Minuten von allen Seiten braten. Dann herausnehmen und zur Seite stellen.

Cidre, ½ l Wasser, Geflügelfond, Zitronenscheiben, braunen Zucker, 1 EL Salz, Lorbeerblätter, Tomate, Sellerie, Speck und Cajun-Gewürz in einen Topf hinein geben und aufköcheln.

Kartoffeln waschen und 20 Minuten im Fond garen. Mais nach 4 Minuten zugeben. Merguez, Artischocken und Zwiebeln nach weiteren 4 Minuten hinzugeben. Butter und Garnelen 5 Minuten vor Ende der Garzeit dazugeben. Petersilienblätter abzupfen und fein zerhacken. Speck herausnehmen, in Stücke schneiden und mit dem Gemüse, Merguez und Shrimps in großen, tiefen Tellern anrichten. Mit etwas Sud beträufeln und mit Petersilie bestreuen. Dann sofort servieren.

Muscheln

Rezept für:

2 Personen

Schwierigkeit

Zubereitungszeit:

20 Minuten

Zutaten:

- 3 kg Miesmuscheln
- 250 g Chorizo
- 250 g Zwiebeln
- 250 g Tomaten
- 100 g durchwachsenen Speck
- 1 Bund Petersilie
- 1 Knoblauchzehe
- 2 Lorbeerblätter
- 500 ml Weißwein
- Pfeffer, Salz, Paprika, Cayennepfeffer

<u>Zubereitung:</u>

Die Zwiebeln schälen, die Haut der Chorizo abziehen und zusammen mit dem Speck in Würfel schneiden. Die Tomaten mit heißem Wasser übergießen, häuten, den Grünansatz entfernen und würfeln. Die Muscheln säubern und offene Muscheln entfernen. Die Petersilie abbrausen, trocknen und fein hacken.

Einen Topf erwärmen und darin den Speck auslassen. Die Zwiebeln und die Chorizo zugeben und darin ca. 5 min anbraten. Die Tomaten, den Weißwein, den Knoblauch und die Lorbeerblätter hinzugeben und alles für 3-5 min aufkochen lassen.

Den Sud mit den Gewürzen gut abschmecken und die Miesmuscheln hineingeben. Bei geschlossenem Topf die Miesmuscheln solange kochen lassen, bis sich alle geöffnet haben.

Tintenfischringe

Rezept für:

2 Personen

Schwierigkeit

Zubereitungszeit:

30 Minuten

Zutaten:

- 300 g Kalmartuben
- Pfeffer
- Salz
- 50 g Mehl
- 1 Stück Eidotter
- 60 ml Weißwein
- 250 ml Öl
- 1 Stück Eiklar
- Zitronensaft

Zubereitung:

Kalmartuben in Ringe schneiden. Aus den restlichen Zutaten bis auf das Mehl eine Marinade steif schlagen, die Kalmartubenringe darin für 15 Minuten verweilen lassen. Danach die Ringe durch das Mehl ziehen und in der Pfanne anrösten.

Kalmare mit Soße

Rezept für:

2 Personen

Schwierigkeit

Zubereitungszeit:

30 Minuten

Zutaten:

- Pfeffer
- Salz
- 50 ml Weißwein
- 500 g Kalmare
- 25 ml Öl
- 10 g Knoblauch
- 50 g Zwiebeln
- 100 g Tomaten
- 1 Lorbeerblatt

Zubereitung:

Knoblauch und Zwiebeln fein hacken. Kalmare in Streifen schneiden und mit den Zwiebeln und dem Knoblauch anbraten. Nach 10 Minuten mit Weißwein ablöschen. Die restlichen Zutaten hinzufügen und bei niedriger Hitze für 40 Minuten einköcheln lassen.

Gefüllte Paprika mit Thunfisch

<u>Rezept für:</u>

2 Personen

<u>Schwierigkeit</u>

<u>Zubereitungszeit:</u>

30 Minuten

<u>Zutaten:</u>

- Pfeffer
- Salz
- Zitronensaft
- 1 Paprika
- 30 Schalotten
- 70 g Erbsen
- 1 Stück Paradeiser
- ½ Dose Thunfisch
- ½ Chilischote
- Ein paar Kapern
- Für die Soße:
- Olivenöl
- Salz
- Zitronensaft
- Pfeffer
- Balsamicoessig
- Etwas Petersilie

<u>Zubereitung:</u>

Den oberen Teil der Paprika abschneiden und bei Seite stellen. Die Schalotte fein hacken und den Reis wie normal köcheln. Thunfisch abtropfen lassen. Petersilie fein hacken und mit den restlichen Zutaten für die Soße vermengen. Den fertigen Reis mit allen Zutaten bis auf die Paprika vermengen. Diese Mischung in die Paprika füllen. Den Deckel auf die Paprika stellen und bei 200 Grad Umluft im Ofen für 15 bis 20 Minuten backen.

Gefüllte Kartoffeln mit Thunfisch

Rezept für:

2 Personen

Schwierigkeit

Zubereitungszeit:

1Stunde und 45 Minuten

Zutaten:

- Rosmarin
- Pfeffer
- Salz
- 120 g Thunfisch
- 350 g Kartoffeln
- 60 g Butter
- 100 g Käse

Zubereitung:

Den Thunfisch abtropfen lassen. Die Kartoffeln bei 180 Grad für 50 Minuten im Ofen backen. Danach die Kartoffeln noch 10 Minuten abkühlen lassen und in der Mitte halbieren. Gouda zerkleinern und mit Thunfisch und Butter vermischen. Gewürze und Kräuter untermengen. Jeweils 1 El in eine Kartoffel in der Mitte platzieren. Im Ofen bei 150 Grad für 30 bis 40 Minuten backen.

Fusilli mit Thunfisch

Rezept für:

2 Personen

Schwierigkeit

Zubereitungszeit:

25 Minuten

Zutaten:

- 300 g Fusilli-Nudeln
- Salz
- 30 g Tomaten, getrocknet, nicht eingelegt
- 2 Knoblauchzehe
- 4 El Olivenöl extra Virgin
- 10 g Kapern
- 2 El Saft einer Zitrone
- 150 ml Weißwein
- 60 g Rucola-Salat
- 1 Dose Thunfisch in Olivenöl eingelegt
- Pfeffer

Fusilli nach Packungsanweisung in gesalzenem Wasser al dente kochen.

Getrocknete Tomaten in klein schneiden. Knoblauchzehe fein zerhacken. Alles mit Olivenöl, Kapern, Zitronensaft und Weißwein in einer Pfanne aufkochen lassen und bei mäßiger Hitze 4-5 Min. kochen.

Rucola waschen und klein schneiden. Öl vom Thunfisch abtropfen lassen und in der Pfanne erwärmen.

Nudeln abgießen und mit der Thunfischsauce vermischen. Rucola unterheben und nach Bedarf Salzen und Pfeffern.

Überbackene Sardinen auf Baguette

Rezept für:

2 Personen

Schwierigkeit

Zubereitungszeit:

20 Minuten

Zutaten:

- Ein halbes Baguette
- Pfeffer
- Salz
- ½ Schalotte
- 1 Dose Nuri-Sardinen
- 1-2 Scheiben Käse
- Chilischoten

Zubereitung:

Baguette in dünne Scheiben schneiden und Chilischoten fein hacken. Schalotten mundgerecht schnippeln. Die Geräte der Sardinen entfernen und mit den Chilischoten und Schalotten vermengen. Die Mischung auf ein Baguette geben und jeweils mit einer Scheibe Käse toppen. Bei 200 Grad für 11 Minuten knusprig backen.

Sardellen mit Penne

Rezept für:

2 Personen

Schwierigkeit

Zutaten:

- Pfeffer
- Salz
- Öl
- 200 g Penne
- 1 Knoblauchzehe
- 20 g Kapern
- 2 Sardellenfilets
- 50 g schwarze Oliven
- Chilipulver
- 200 g gewürfelte Tomaten
- 2 El Oliven

Zubereitung:

Knoblauch fein hacken und die Penne mit der doppelten Menge Wasser köcheln. Knoblauch in einer Pfanne anbraten und die Sardellen hinzugeben und würzen. Tomaten hinzufügen und 5 Minuten anrösten. Oliven klein schneiden und mit den Kapern in die Pfanne geben. Alle anderen Zutaten hinzufügen und danach mit den Nudeln vermengen.

Pasta Caesar s

Rezept für:

4 Portionen

Schwierigkeit

Zubereitungszeit:

35 Minuten

Zutaten:

- 3 kleine Eier
- 3 Knoblauchzehen
- 2 eingelegte Sardellenfilets
- 4 El Olivenöl
- 1 Chili, rot
- 450 g Römersalat und verschiede Blattsalate
- 300 g Pennenudeln
- 5 El Semmelbrot
- 2 El Worcestershiresauce, 2 El. Zitronensaft und 1 kleines Ei
- 80 g gehobelter Parmesan
- Pfeffer

<u>Zubereitung:</u>

3 kleine Eier hart kochen, abschrecken, schälen und grob schneiden.

Knoblauchzehen grob zerhacken. Sardellenfilets und den Knoblauch mit 2 El Olivenöl sämig pürieren. Eine rote Chili entkernen und fein schneiden.

1 Kopf Römersalat (ca. 450 g) waschen und trocken schleudern. Bis zum Strunk in 2 cm breite Streifen schneiden..

300 g Penne nach Packungsanweisung in reichlich kochendem Salzwasser garen.

Eine Pfanne erwärmen und das Knoblauch-Sardellenöl darin bei mäßiger Hitze nur 30 Sek. andünsten. Die Chili und 4-5 El Semmelbrot dazugeben und kurz andünsten. Eventuell Olivenöl dazugeben. Den Salat in der Pfanne erwärmen, bis er bisschen zerfällt. Worcestershiresauce, Zitronensaft und Ei dazugeben.

Alles in einer Rührschüssel mit den gekochten Nudeln und 80 g gehobelten Parmesan mischen. Mit Pfeffer nach Geschmack bestreuen und gleich kredenzen.

Polardorschfilet mit Reis

Rezept für:

2 Personen

Schwierigkeit

Zubereitungszeit:

30 Minuten

Zutaten:

- Salz
- Öl
- Pfeffer
- 4 Polardorschfilet
- ½ Dose gehackte Tomaten
- 100 g Reis
- 50 ml Wasser
- Kräuter
- 70 g Zuckerschoten

Zubereitung:

Die Zuckerschoten in kleine Würfel schneiden. Den Fisch in mundgerechte Stücke verarbeiten. Den Reis mit dem Wasser und den gehackten Tomaten für 18 Minuten garen. Den Fisch und die Zuckerschoten ebenfalls für 10 Minuten garen und danach mit dem Reis und den Kräutern servieren.

Leckerer Wolfsbarsch

Rezept für:

2 Personen

Schwierigkeit

Zubereitungszeit:

25 Minuten

Zutaten:

- 200 g Wolfsbarsch
- Öl
- Pfeffer
- Salz
- 1 Ei
- Fischgewürze
- Zitronensaft
- 1 El Butter
- 2 El Mehl

Zubereitung:

Wolfsbarsch putzen und mit Zitronensaft beträufeln. Ei aufschlagen und mit den Gewürzen vermengen. Olivenöl und Butter erhitzen und den Fisch darin rösten. Mehl darüber streuen und dann die Eiermischung hinzufügen. Zu Ende braten lassen.

Gebratene Forelle

<u>Rezept für:</u>

3 Personen

<u>Schwierigkeit</u>

<u>Zubereitungszeit:</u>

20 Minuten

<u>Zutaten:</u>

- 3 Lachsforellen oder Bachforellen, küchenfertig ausgenommen, 220 - 280 g pro Fisch
- 3 Lauchzwiebeln
- 1 Pck. Kräuter, italienische, TK
- 2 TL Knoblauchöl
- 2,5 EL Rapsöl oder Olivenöl
- 2 Bio-Zitronen
- 4 EL Kräuterbutter
- Salz und Pfeffer
- etwas Dill

<u>Zubereitung:</u>

Für die Forellenfüllung die Lauchzwiebeln in kleine Röllchen schneiden. Die Zitrone in 6 Scheiben schneiden. Von der 2. Zitrone den Saft gut auspressen, eine Prise Salz und Pfeffer dazugeben, die TK-Kräuter zufügen, die Lauchzwiebeln hinzugeben und alles gut vermengen.

Die Fische auf der Haut pfeffern und salzen und von innen mit einem Teelöffel der Kräuter-Würzmischung füllen. Je zwei Bio-Zitronenscheiben pro Fisch ebenfalls in den Bauch legen. Die Fische nebeneinander in den Bratschlauch legen. Restliche Würzmischung mit dazugeben und den Bratschlauch an den beiden Enden fest zubinden.

Den Backofen auf 180 °C Umluft oder 200 °C

Ober-/Unterhitze gut vorheizen und die Fische 23 bis 25 Min. garen.

Das Blech mit den Fischen aus dem Ofen nehmen und den Schlauch oben aufschneiden. Fische auf Tellern anrichten. Den Sud aus dem Bratschlauch entnehmen und über die Fische gießen. Mit Dill garnieren.

Forelle mit Salbei

<u>Rezept für:</u>

4 Portionen

<u>Schwierigkeit</u>

<u>Zubereitungszeit:</u>

25 Minuten

<u>Zutaten:</u>

- 4 Forellen, frisch
- 1,5 TL Thymian
- 1,5 TL Majoran
- 1,5 TL Rosmarin
- 6 Knoblauchzehen, gerieben
- 1/2 TL Paprikapulver, edelsüß
- 1/2 TL Paprikapulver (Rosenpaprika)
- Meersalz
- Pfeffer
- einige Stiele Petersilie
- einige Stiele Melisse
- 6 Blätter Salbei
- einige Stiele Estragon

Alle Gewürze mit etwas Wasser zu einer glatten Paste verrühren.

 Die Forellen ausnehmen, gut waschen, dann trocken tupfen und von allen Seiten und innen mit der Würzpaste bepinseln. Ebenso innen und außen salzen und pfeffern. Mit den Kräutern befüllen und sogleich in den Schlauch stecken. Den Schlauch oben mit einer Gabel ein paarmal einstechen.

Im vorgeheizten Ofen bei 210 Grad ca. 22 bis 24 Minuten garen lassen.

Kabeljau mit Penne

<u>Rezept für</u>

2 Personen

<u>Schwierigkeit</u>

<u>Zubereitungszeit:</u>

35 Minuten

<u>Zutaten:</u>

- Pfeffer
- Zitronensaft
- Meersalz
- 1 Paprika
- ½ Zwiebel
- 120 g Kabeljau
- 80 g Nudeln
- 2 Tomaten
- Etwas Oregano

<u>Zubereitung:</u>

Die Nudeln in Salzwasser garen. Den Strunk der Tomaten abschneiden und in Würfel schneiden. Paprika ebenfalls klein schnippeln. Den Fisch in mundgerechte Stücke schnippeln. Zwiebel fein hacken und mit der Paprika in der Pfanne anrösten. Tomaten hinzugeben und gut würzen. Den Fisch ebenfalls in die Pfanne geben und für wenige Minuten goldbraun braten. Die Penne untermischen und mit Oregano und Zitronensaft toppen.

Kokos- Fisch- One-Pot

Rezept für:

2 Personen

Schwierigkeit

Zubereitungszeit:

45 Minuten

Zutaten:

- 510 ml Gemüsebrühe
- 260 ml Kokosmilch
- 3 Stangen Zitronengras
- 1 rote Chilischote
- 30 g Ingwer
- 160 g Zucchini
- 160 g Champignons
- 1 rote Paprikaschote
- 110 g TK-Erbsen
- 1 Bio-Limette
- 3 El Fischsauce, (ersatzweise Sojasauce)
- Salz
- 300 g Kabeljaufilets
- 8 Stiele Koriander

<u>Zubereitung:</u>

Gemüsebrühe und Kokosmilch auf köcheln. Zitronengras halbieren und faserig aufklopfen. Chilischote einritzen. Ingwer in Scheibchen schneiden. Zur Brühe Mischung geben und abgedeckt 11 Min. köcheln.

Zucchini und Champignons in Scheiben schneiden. Paprika würfeln mit den Erbsen in den Topf einfügen und 6 Min. weiterköcheln. ½ Limette auspressen. Suppe würzen.

1?2 Limette in Spalten aufschneiden. Fisch klein schneiden, salzen, auf den Eintopf setzen und abgedeckt 6 Min. garen. Koriander hacken, über den Eintopf aufstreuen, mit Limettenspalten anrichten.

Kräuter-Kabeljau

Rezept für:

2 Portionen

Schwierigkeit

Zubereitungszeit:

45 Minuten

Zutaten:

- 1 kleine Knoblauchzehe
- 150 g Crème fraîche
- 1/2 Tl getrocknete Kräuter der Provence
- Salz
- Pfeffer
- 210 g Tomaten
- 2 Kabeljaufilets
- 1 El Olivenöl

Knoblauch fein durchpressen. Mit Crème fraîche und Kräutern der Provence vermengen, salzen und kräftig pfeffern.

Tomaten vom grünen Stielansatz befreien und in Scheiben schneiden. Fischfilets mit Küchenpapier trocken tupfen. Jedes Filet quer in 3 gleich große Stücke zerteilen. Fischstücke salzen und pfeffern.

2 kleine Auflaufformen (ca. 18 x 12 cm) mit dem Öl einfetten. Die Kräutercreme hineinfüllen. Tomatenscheiben und Fischstücke abwechselnd in die Auflaufform schichten.

Fisch im heißen Backofen bei 200 Grad auf der mittleren Einschubleiste 20 Min. garen.

Fischauflauf

<u>Rezept für:</u>

2 Portionen

<u>Schwierigkeit</u>

<u>Zubereitungszeit:</u>

45 Minuten

<u>Zutaten:</u>

- 2 Zwiebeln
- 300 g kleine Strauchtomaten
- 300 g Kabeljaufilets
- 6 Stiele glatte Petersilie
- 1 Pk. Kartoffelpüree Pulver
- 1 El Butter, plus Butter zum Einfetten
- Salz, Pfeffer
- 1 Tl getrockneter Estragon
- 0,5 El Butter, in Flöckchen

<u>Zubereitung:</u>

2 Zwiebeln in kleine Ringe schneiden. Von 300 g kleinen Strauchtomaten den grünen Stielansatz entfernen. Tomaten in gleichgroße Scheiben schneiden. 300 g Kabeljaufilet in 4 cm große Stücke schneiden.

Ofen auf 200 Grad (Umluft 180 Grad) gut vorheizen. Blätter von 6 Stielen glatter Petersilie abteilen und klein zerhacken. 1 Pk. Kartoffelpüree Pulver (80 g, für 500 ml Flüssigkeit) nach Packungsanleitung zubereiten. 1 El Butter und Petersilie untermengen.

Eine Auflaufform (ca. 24 cm Ø) mit etwas Butter einfetten. Zwiebeln, Tomaten und Fisch in die Form hineinlegen. Mit Salz, Pfeffer und 1 Tl getrocknetem Estragon kräftig würzen. Kartoffelpüree darauf verteilen. 1?2 El Butter in Flöckchen auf dem Kartoffelpüree gleichmäßig verteilen. Auflauf im unteren Backofendrittel 25 - 30 Min. fertig backen.

Kabeljau

Rezept für:

2 Portionen

Schwierigkeit

Zubereitungszeit:

20 Minuten

Zutaten:

- 2 Kabeljaufilets, frisch oder aufgetaut
- 2 große Tomaten
- 2 große Zwiebeln
- 5 EL Olivenöl
- Salz und Pfeffer
- TK-Kräuter nach Bedarf

Es wird ein Bratschlauch benötigt.

Zubereitung:

Einen Bratschlauch vorbereiten.

Die Kabeljaufilets waschen und gut trocken tupfen. In einer Backschüssel mit 2 EL Olivenöl, Salz, Pfeffer und Kräutern mischen und die Filets vorsichtig einreiben und in den Kühlschrank stellen.

Die Tomaten waschen. Die Zwiebeln schälen und alles in grobe Würfel schneiden.

das eine Ende des Bratschlauchs fest zubinden. Das Gemüse einfüllen, mit Salz und Pfeffer gut würzen, evtl. noch weiters Kräuter dazugeben. Mit 5 EL Olivenöl im

Bratschlauch vermischen und ihn auf ein Backblech legen. Die beiden Fischfilets aus dem Kühlschrank nehmen und mit der Marinade auf das Gemüse in den Bratschlauch legen. Den Bratschlauch fest verschließen und oben kleine Löcher einstechen.

Alles in den auf 210 °C Ober-/Unterhitze vorgeheizten Ofen auf die mittlere Einschubleiste schieben und ca. 28 bis 32 Minuten garen. Nach ca. 20 Minuten die Temperatur von 200 °C auf 180 °C reduzieren.

Dazu serviert man z.B. Kartoffeln mit Kräuterquark.

Einen Bratschlauch vorbereiten.

Die Kabeljaufilets waschen und gut trocken tupfen. In einer Backschüssel mit 2 EL Olivenöl, Salz, Pfeffer und Kräutern mischen und die Filets vorsichtig einreiben und in den Kühlschrank stellen.

Die Tomaten waschen. Die Zwiebeln schälen und alles in grobe Würfel schneiden.

das eine Ende des Bratschlauchs fest zubinden. Das Gemüse einfüllen, mit Salz und Pfeffer gut würzen, evtl. noch weiters Kräuter dazugeben. Mit 5 EL Olivenöl im Bratschlauch vermischen und ihn auf ein Backblech legen. Die beiden Fischfilets aus dem Kühlschrank nehmen und mit der Marinade auf das Gemüse in den Bratschlauch legen. Den Bratschlauch fest verschließen und oben kleine Löcher einstechen.

Alles in den auf 210 °C Ober-/Unterhitze vorgeheizten Ofen auf die mittlere Einschubleiste schieben und ca. 28 bis 32 Minuten garen. Nach ca. 20 Minuten die Temperatur von 200 °C auf 180 °C reduzieren.

Dazu serviert man z.B. Kartoffeln mit Kräuterquark.

Goldbrasse

<u>Rezept für:</u>

2 Personen

<u>Schwierigkeit</u>

<u>Zubereitungszeit:</u>

35 Minuten

<u>Zutaten:</u>

- Zitronensaft
- Meersalz
- Pfeffer
- 2 Knoblauchzehen
- 1 Goldbrassen
- ½ Zwiebel
- 1 Rosmarin

<u>Zubereitung:</u>

Zitrone heiß waschen und fein reiben. Saft auspressen. Knoblauch und Zwiebel fein hacken. Fisch von innen würzen und danach mit dem Knoblauch und den Zwiebeln füllen. Mit Zitronensaft beträufeln. Mit Rosmarin belegen und danach für 20 Minuten grillen. Zwischendurch immer wieder wenden.

Rotbarschfilet mit Wildreismischung und Kirschtomaten Stroganoff

Rezept für:

4 Personen

Schwierigkeit

*

Zubereitungszeit:

25 Minuten

Zutaten:

- 200 g Basmati-Wildreis Mischung
- Salz, Pfeffer
- 600 g Rotbarschfilet
- fein geriebene Zitronenschale von 1 unbehandelten Zitrone
- 150 g Senfgurken
- 250 g Kirschtomaten
- 2 Bund Dill
- 1-2 EL Öl
- 300 ml Gemüsebrühe (Instant)
- 200 g Crème fraîche
- Dill und Zitronenschale

Reis gemäß Hersteller Angaben zubereiten. Inzwischen Fischfilet abspülen, trocken tupfen und in Würfeln schneiden. Fisch mit Pfeffer, Salz und Zitronenschale würzen. Senfgurken abtropfen lassen und würfeln. Dill mit Wasser reinigen und fein schneiden. Kirschtomaten mit Wasser reinigen und halbieren. Öl in einer Pfanne erwärmen und Fisch ringsum goldbraun anbraten. Herausnehmen. Senfgurken und Kirschtomaten zugeben und anbraten. Mit Brühe ablöschen. Crème fraîche hinzugeben und glatt rühren. Soße köcheln und ca. 6 Minuten einköcheln. Hitze reduzieren, Fisch hinzugeben und bei schwacher Hitze erwärmen. Soße mit Pfeffer und Salz würzen und Dill zugeben. Evtl. noch vorhandenes Reiswasser abgießen. Fisch und Reis auf Tellern anrichten. Mit und Dill Zitronenschale anrichten

Gebackener Rotbarsch

Rezept für:

4 Portionen

Schwierigkeit

Zubereitungszeit:

65 Minuten

Zutaten:

- 1,5 kg ausgenommener Rotbarsch
- 1 Zitrone
- 4 Scheiben Toastbrot
- 3 Knoblauchzehen
- Petersilie
- Edelsüß-Paprika
- Öl
- Salz
- 4 Oliven

Fisch kalt abspülen, von innen wie auch von außen und trocken tupfen. Fünf Scheiben von der Zitrone abschneiden und den Rest auspressen. Den Fisch mit der ausgepressten Zitrone beträufeln. Die Rinde vom Brot entfernen und zerbröseln. Knoblauch häuten und fein hacken. Petersilie reinigen und etwas in den Fischbauch geben, den Rest klein hacken. Brot mit dem Knoblauch, Petersilie und Paprika vermengen. Eine Auflaufform mit Öl ausstreichen, den Rotbarsch innen und außen mit Salz bestreuen und hineinlegen. Den Fisch mit fünf tiefen Einschnitten versehen um die Zitronenspalten hineinstecken zu können. Brotmischung darüber geben und mit etwas Öl beträufeln. Bei Umluft 175°C etwa eine halbe Stunde backen. Dazu können gebratene Kartoffeln gereicht werden.

Frischkäse-Fischrollen

<u>Rezept für:</u>

3 Portionen

<u>Schwierigkeit</u>

<u>Zubereitungszeit:</u>

50 Minuten

<u>Zutaten:</u>

- 250 g Tilapia Filet
- 50 g Frischkäse
- 1 EL süßer Senf
- 1 TL Meerrettich
- 220 ml Sahne
- Salz
- Pfeffer

<u>Zubereitung:</u>

Den Backofen auf 200° C Ober-/Unterhitze oder Gas Stufe 5 vorheizen.

Die Filets in der Hälfte durchschneiden. Meerrettich, Frischkäse und Senf in eine Schüssel geben und gut miteinander verrühren. Diese Mischung auf die Filets geben. Danach die Filets aufrollen und fixieren. Am Besten geht das mit einem Zahnstocher.

Die gerollten Fische in eine Auflaufform legen. Sahne mit Pfeffer und Salz würzen und über die Fischrollen gießen. Die Auflaufform für etwa 35 min in den Backofen stellen.

Dorade vom Blech

Rezept für:

2 Portionen

Zubereitungszeit:

30 Minuten

Zutaten:

- 1 - 2 Bio-Zitronen
- Salz
- Pfeffer
- 3 Knoblauchzehen
- 5 El Olivenöl
- 2 Doraden
- 6 Stiele Estragon

Dorade vom Blech

Zitronen mit heißem Wasser waschen und trocken legen. Zitrone in dünne Scheiben schneiden. Von der anderen Zitrone 2 Tl Schale abhobeln, 1 El Zitronensaft pressen. Saft, Zitronenschale, je etwas Salz und Pfeffer vermengen. 1 Knoblauchzehe dazu pressen. Olivenöl beimischen. Restliche Knoblauchzehen nicht schälen und mit der einem großen Messer vorsichtig andrücken.

Doraden komplett waschen, auch von Innen, und trocknen. Doraden innen und außen mit der Öl-Zitronen-Mischung einschmieren. Je 3 Estragonstiele und 2 Zitronenscheiben innen in den Fischen geben.

Blech einfetten und Doraden drauflegen. Restliche Zitronenscheiben und Knoblauchzehen zwischen den Fischen verteilen. Im vorgeheiztem Ofen bei 225 Grad auf der mittleren Schiene 20 Min. garen (Umluft empfehlen wir nicht).

Seeteufel mit Gemüse-Kartoffel und Oliven

<u>Rezept für:</u>

3 Portionen

<u>Schwierigkeit</u>

<u>Zubereitungszeit:</u>

90 Minuten

<u>Zutaten:</u>

- 500 g Kartoffeln
- Salz
- 1/2 Bio-Zitrone
- 150 ml Fischfond
- 50 ml Wermut
- 100 ml Schlagsahne
- 1 Knoblauchzehe
- 3 El Olivenöl
- 900 g Seeteufel
- 3 Stiele Basilikum
- 30 g schwarze Oliven

<u>Außerdem</u>

- Alufolie

<u>Zubereitung:</u>

Die Kartoffeln schälen und halbieren. Diese in kochendem Wasser mit Salz ca. 8 Minuten vorgaren. Anschließend das Kochwasser wegkippen und die Kartoffeln abtropfen lassen. Die Zitronenschale abreiben und entsaften und beiseitestellen. Die Zitronenschale mit dem Fond und Wermut in einen Topf geben und bei mäßiger Hitze auf 1/3 einkochen.

Diesen dann durch ein feines Sieb in einen zweiten Topf gießen, Sahne dazugeben, ohne Deckel einkochen lassen, mit Salz würzen und beiseitestellen.

Den Knoblauch fein hacken, Öl mischen. Kartoffeln auf einem Backblech mit dem Knoblauchöl vermischen, leicht salzen und im vorgeheizten Ofen bei 170 Grad (Gas 2, Umluft 160 Grad) auf der 1. Schiene von unten 15 Minuten garen.

Zitronensaft mit dem übrigen Öl mischen. Seeteufel mit Salz würzen, mit dem Zitronenöl einreiben und auf einen Ofen - Rost legen. Auf der 2. Schiene von unten über den Kartoffeln ca. 30 Minuten garen. Herausnehmen und in Alufolie gewickelt 3-5 Minuten warm halten. Kartoffeln unterm vorgeheizten Backofengrill bei 240 Grad knusprig grillen. Basilikumblätter grob zerzupfen.

Kartoffeln mit Basilikum und Oliven mischen. Seeteufel mit Oliven-Kartoffeln auf einer Platte servieren. Die Sauce einmal aufkochen, mit einem Schneidstab kurz auf Mixen und separat zum Fisch servieren.

Caprese

<u>Rezept für:</u>

2 Portionen

<u>Schwierigkeit</u>

<u>Zubereitungszeit:</u>

45 Minuten

<u>Zutaten:</u>

- Pfeffer
- Salz
- 200 g Schwertfischfilet
- 50 g Blattzichorie
- Olivenöl
- Oregano
- Basilikum
- Zwiebel
- Eiweiß
- 1 große Tomate

<u>Zubereitung:</u>

Oregano mit Eiweiß, Pfeffer und Salz vermengen. Das Fischfleisch damit einreiben und zu einer Rolle formen. Den Fisch mit Backpapier umwickeln und bei 200 Grad für 22 Minuten im Backofen ruhen lassen. Zwiebel klein schneiden und mit 25 ml Olivenöl, Pfeffer, Wasser, 3 Stück Basilikum und Salz zu einer Soße verrühren. Die Schwertfischrolle in 8 Scheiben schneiden. Tomaten in Scheiben schneiden und mit der Schwertfischrolle anrichten. Zusammen mit der Soße genießen.

Scholle mit Stippe

Rezept für:

4 Portionen

Schwierigkeit

Zubereitungszeit:

45 Minuten

Zutaten:

- 4 Scheiben Sandwichtoast
- 2 El Butter
- 1 El Butterschmalz
- 2-3 El Olivenöl
- 1 Bund glatte Petersilie
- 120 g gepulte Nordseekrabben
- 150 g durchwachsener Speck
- 2 El Butter
- 100 g Mehl
- 5 El Butterschmalz
- 4 Schollen

<u>Zubereitung:</u>

4 Scheiben Sandwichtoast entrinden und in Würfel schneiden. 2 El Butter, 1 El Butterschmalz und 2-3 El Olivenöl in einer Pfanne erhitzen. Toastwürfel darin bei mittlerer Hitze braun rösten. Aus der Pfanne nehmen und auf Küchenpapier abtropfen lassen. Blättchen von 1 Bund glatter Petersilie fein hacken, mit 120 g gepulten Nordseekrabben und den Croûtons vermengen.

150 g durchwachsenen Speck würfeln und in einer Pfanne (ohne Fett!) bei mäßiger Hitze hellbraun anbraten. 2 El Butter dazugeben und schmelzen lassen.

100 g Mehl auf einen Teller geben. 5 El Butterschmalz in 2 Pfannen erhitzen. 4 Schollen (küchenfertig) waschen, trocken tupfen, salzen, in Mehl wenden und in zwei Portionen von jeder Seite ca. 4 Min. braten.

Schollen mit Spargel, Krabbenmischung und Speckstippe servieren.

Ravioli mit Labskaus und Rote-Bete-Gewürzgurken-Butter

<u>Rezept für:</u>

3 Portionen

<u>Schwierigkeit</u>

<u>Zubereitungszeit:</u>

160 Minuten

<u>Zutaten:</u>

<u>Nudelteig</u>
- 2 Eier (M)
- Salz
- 150 g Mehl
- 30 g doppelt gemahlener Hartweizengrieß

<u>Labskaus und Butter</u>
- 250 g Rote Beten
- 150 g mehlig kochende Kartoffeln
- 1 kleine Zwiebeln
- 1 El Öl
- 1 Lorbeerblatt
- 100 ml Rote-Bete-Saft
- 80 g Cornedbeef, (Dose)
- 3 Pimentkerne
- Salz, Pfeffer
- 1,5 El Rotweinessig
- 80 g Gewürzgurken (Glas)
- 80 g Butter
- 1,5 Tl gelbe Senfsaat
- 3 Stiele Dill
- Grieß

<u>Zubereitung:</u>

Ein Ei trennen, Eiweiß zur Seite stellen. Mehl in eine Backschüssel sieben. Grieß, Eigelb, übrige Eier, 1 El lauwarmes Wasser und etwas Salz hinzugeben und mit den Händen kneten. Auf der leicht mit Grieß eingestreuten Arbeitsfläche 6 Minuten kneten. Teig zur Kugel kneten, in Klarsichtfolie einwickeln, 2 Stunden gehen lassen.

Rote Bete mit kaltem Wasser abdecken, abgedeckt 65 Minuten köcheln. die Kartoffeln abschälen und würfeln. Zwiebel hacken, dann in heißem Öl braten. Kartoffeln kurz mitbraten. Lorbeer und Rote-Bete-Saft hinzugeben, 20-22 Minuten köcheln lassen. Corned Beef grob zerschneiden. Piment und Salz mörsern.

Kartoffeln abgießen, dann wieder in den Topf schütten, Lorbeer entfernen. Corned Beef, Pimentsalz und Pfeffer hinzugeben, dann zerstampfen, abkühlen lassen. Rote Bete abschrecken, abpellen und zur Seite legen.

Teig quer durchschneiden. Auf einer Hälfte Quadrate (4,6 x 4,6 cm) markieren. Jeweils 1 Tl Labskaus auf die Flächen geben.2. Teigbahnhälfte dünn mit dem zur Seite gestellten verquirlten Eiweiß einstreichen, mit der bestrichenen Seite auf die andere Hälfte auflegen. Teig am Rand andrücken. Ravioli ausstechen. Auf ein dünn mit Grieß eingestreutes Backblech auflegen. Übrigen Teig und übrige Füllung genauso verarbeiten. Dann die Ravioli mit etwas Grieß einstreuen, dann mit einem Tuch bedecken. Wegstellen.

Rote Bete würfeln, mit Essig vermischen. Gewürzgurken würfeln. Butter zerlassen. Senfsaat hinzugeben, Butter aufschäumen. Rote Bete und

Gewürzgurken zugeben, warmhalten. Dillspitzen abschneiden.

Salzwasser aufkochen. Ravioli hinzugeben und aufköcheln, wenn sie oben schwimmen, 2 Minuten garen, herausnehmen, mit der Butter vermischen. Dill zugeben.

Nudelteig in vier Teile teilen. 3 Viertel mit Folie bedecken. 1 Viertel auf der mit etwas Grieß eingestreuten Arbeitsfläche etwas flachdrücken. Dann in der Nudelmaschine von Stufe 1-7 zum dünnen Teig verarbeiten, Teig dabei stets mit Grieß einstreuen. Teig

Lobster gerollt

Rezept für:

3 Portionen

Schwierigkeit

Zubereitungszeit:

55 Minuten

Zutaten:

- 1 gekochter Hummer (500 g)
- 1 Frühlingszwiebel
- 1/2 rote Paprika
- 1/2 Cornichon
- 2 EL Mayonnaise (60 g)
- 1 EL Ketchup (30 g)
- 2 Spritzer Worcester Shire Sauce
- 2 Blätter Eisbergsalat
- Salz
- Pfeffer
- 1 Avocado
- Saft einer Zitrone
- 1/2 Baguette-Brot

Das Fleisch vom Hummer aus der Schale heraustrennen und kleinschneiden. Die Frühlingszwiebeln von den äußeren Schalen befreien, abbrausen und in Ringe schneiden. Die Paprika abbrausen, halbieren, das Weiße und die Kerne entfernen und in Würfel schneiden. Die Cornichons ebenfalls würfeln. Den Eisbergsalat abbrausen und in Streifen schneiden.

Alles in eine Schüssel geben und miteinander vermengen. Jetzt die Sauce, Mayonnaise und Ketchup zugeben und mit Pfeffer, Zitronensaft und Salz abschmecken. Die Mayonnaise zum Schluss vorsichtig unterheben und alles in einen abgedeckten Behälter in den Kühlschrank stellen.

Das Baguette in gleichgroße Stücke schneiden.

Die Avocado in der Mitte durchschneiden, den Kern herauslösen und das Fruchtfleisch mit einem Löffel rausholen. Das Fruchtfleisch direkt mit dem Zitronensaft beträufeln, auf eine Brotscheibe leben und anschließend den Hummercocktail damit garnieren.

<u>Saibling mit Kartoffel-Kürbis-Rösti und Meerrettich</u>

<u>Rezept für:</u>

2 Portionen

<u>Schwierigkeit</u>

<u>Zubereitungszeit:</u>

40 Minuten

<u>Zutaten:</u>

<u>Apfel-Schalotten-Schmelz:</u>

- 1 Apfelviertel
- 2 kleine Schalotten
- 5 Frühlingszwiebeln
- 20 g Butter
- Zucker
- Pfeffer
- Zitronensaft
- Rösti:
- 2 a 120 g Kartoffeln (vorwiegend fest kochende),
- 150 g Kürbis
- 1 Eigelb (Kl. M)
- Salz, Pfeffer
- 3 El O?l

<u>Saibling:</u>

- 1 Tl Butter
- 1 El Öl
- 4 Stück Saiblings - Filet, (a? 45 g)
- Salz, Pfeffer
- Zitronensaft
- 2 Tl Schnittlauchröllchen
- 1 Stück frischer Meerrettich, (geraspelt)

<u>Zubereitung:</u>

Apfel und Schalotten schön klein würfeln. Frühlingszwiebeln waschen und längs halbieren. Alles in einer Pfanne in der Butter in ca.3 Minuten glasig andünsten. Mit 1 Prise Zucker, Pfeffer und 1 Spritzer Zitronensaft würzen und im vorgeheizten Backofen warm halten.

Kartoffeln und Kürbis schälen. Kerne und Fasern aus dem Kürbis herauslösen. Kürbis und Kartoffeln auf der groben Seite einer Reibe raspeln. Mit den Händen ausdrücken, dann mit Eigelb mischen und mit Salz und Pfeffer würzen.

Öl in 2 Pfannen verteilen und auf mittlere Stufe erhitzen. Den Kartoffel-Kürbis-Teig darin verteilen und mit einem Pfannenheber flach andrücken. Ca. 3 Minuten goldbraun anbraten. Rösti wenden und weitere 3 Minuten braten.

Inzwischen Butter und Öl in einer weiteren Pfanne leicht erhitzen. Die Saibling - Filets darin 1-2 Minuten auf jeder Seite ganz sanft garen. Mit Salz, Pfeffer und 1 Spritzer Zitronensaft würzen.

Rösti, Saibling und Apfel-Schalotten-Schmelz auf Tellern anrichten. Mit Schnittlauch dekorieren und mit Meerrettich servieren.

<u>Pfeffermakrele</u>

<u>Rezept für:</u>

3 Portionen

<u>Schwierigkeit</u>

<u>Zubereitungszeit:</u>

25 Minuten

<u>Zutaten:</u>

- 2 El Zitronensaft
- 1 Tl Bio-Zitronenschale, gerieben
- 2 El Öl
- Salz
- Pfeffer
- Zucker
- 2 Tl Tafelmeerrettich
- 1 Salatgurke
- 1 Zwiebeln
- 1/2 Apfel
- 1/2 Bund Schnittlauch
- 3 Scheiben Pumpernickel
- 1 Tl Butter
- 150 g Pfeffermakrele

Zitronensaft, Bio-Zitronenschale, Öl, Salz, Pfeffer, Zucker und Tafelmeerrettich mischen. Salatgurke abschälen, längs halbieren und Kerne entfernen. Hälften würfeln. Zwiebeln würfeln. Apfel würfeln, mit Gurken- und Zwiebelwürfeln zur Soße geben. Schnittlauch in Röllchen zerschneiden, zugeben.

Pumpernickel mit Butter bestreichen, durchschneiden. Gurkenmischung draufgeben. Pfeffermakrele von der Haut ablösen, in Stücke zerschneiden, auf die Brote geben.

Lengfisch in Maiskruste mit Senfsoße

Rezept für:

4 Portionen

Schwierigkeit

Zubereitungszeit:

105 Minuten

Zutaten:

Soße und Kartoffeln:

- 6 Stiele Estragon
- 160 g Schalotten
- 40 g Butter
- 2 Tl weiße Pfefferkörner
- 300 ml Wermut
- 500 ml Fischfond
- 1-2 Lorbeerblätter
- 10 El Schlagsahne
- 2 Tl mittelscharfer Senf
- Salz
- 600 g Kartoffeln
- 2 Stiele krause Petersilie

<u>Fisch:</u>

- ➤ 8 Lengfisch (à ca. 80 g)
- ➤ Salz
- ➤ 30 g Polenta (feiner Maisgrieß)
- ➤ 25 g Butter

<u>Zubereitung:</u>

Estragon - Blätter grob hacken. Schalotten klein würfeln. 25 g Butter in einem Topf schmelzen lassen. Schalotten, Estragon und Pfeffer darin bei mittlerer Hitze 2-3 Minuten glasig dünsten. Mit Wermut ablöschen und auf die Hälfte einköcheln. Fond durch ein Sieb in einen zweiten Topf gießen, Sahne und Senf untermengen und etwas salzen.

Kartoffeln waschen und mit Schale in Salzwasser in ca. 18-20 Minuten mit Biss garen. Kartoffeln in ein Sieb abgießen, abtropfen und ausdämpfen lassen. Kartoffeln noch warm pellen und in feine Scheiben schneiden. Petersilenblätter hacken. Restliche Butter in einer beschichteten Pfanne schmelzen lassen, Kartoffeln dazugeben und bei geringer Hitze 3-4 Minuten auf einer Seite braten, Kartoffeln wenden und in 2-3 Minuten goldbraun fertig braten. Mit Salz würzen. Soße kurz aufköcheln und bei milder Hitze leicht sämig einköcheln lassen. Fischfilets sorgfältig entgräten, mit Salz würzen und rundherum in der Polenta wenden, Polenta leicht andrücken. Butter in einer beschichteten Pfanne schmelzen lassen, den Fisch darin bei mäßiger Hitze 2-3 Minuten von jeder Seite anbraten. Pfanne vom Herd nehmen und den Fisch darin noch 1-2 Minuten ziehen lassen.

Kartoffeln mit Petersilie bestreuen. Die Fischfilets auf vorgewärmte Teller geben und mit Soße beträufelt warm servieren.

<u>Arroz Negro (Schwarzer spanischer Reis)</u>

<u>Rezept für:</u>

3 Portionen

<u>Schwierigkeit</u>

<u>Zubereitungszeit:</u>

35 Minuten

<u>Zutaten:</u>

- Pfeffer
- Meersalz
- 1 Paprika
- 400 g Sepia
- 2 El Olivenöl
- 240 g Paella-Reis
- Etwas Fischbrühe
- 1 Beutel Sepiatinte

<u>Zubereitung:</u>

Sepia putzen und dann in kleine Stücke schneiden. Reis waschen und Paprika klein würfeln. Öl in einer Pfanne erhitzen und Sepiastücke darin anrösten. Gut würzen. Paprikastücke hinzufügen. Restliche Zutaten hinzugeben und mit der Fischbrühe ablöschen. Alles für 10 bis 15 Minuten vor sich hin kochen lassen.

Schellfisch mit Senfsauce

Rezept für:

4 Portionen

Schwierigkeit

Zubereitungszeit:

30 Minuten

Zutaten:

- 640 g Fisch, Schellfisch-Rückenfilets à 160 g
- 150 g Karotten
- 150 g Kürbis (Hokkaido)
- 2 Stangen Lauch
- 1/2 Paprikaschote, rot
- 1 kleine Zwiebel
- Etwas Salz
- 1 Prise Pfeffer
- 300 ml Weißwein
- Lorbeerblatt
- 2,5 TL Fischgewürz

Für die Sauce:

- ¢ 130 g Crème fraîche mit Kräutern
- ¢ 2,5 TL Senf, grober
- ¢ 2 Spritzer Zitronensaft

Schellfisch in 4 Portionen teilen, pfeffern und mit dem Zitronensaft begießen.

Karotten, Lauch, Kürbis, Paprika gut waschen und putzen und anschließend in kleine Streifen schneiden.

Den Ofen auf 185° C Umluft gut vorheizen

2 Bratschläuche vorbereiten und je ein Ende fest zubinden.

Fisch etwas salzen. Das Gemüse je zur Hälfte in die Schläuche einfüllen und je 2 Fischfilets drauflegen.

Den Wein gleichmäßig darauf verteilen.

Das 2. Ende fest verschließen, Bratschlauch oben in der Mitte ca. 3 cm breit einschneiden, das kalte Blech in den Ofen schieben und 22 bis 25 Minuten garen.

Am Ende der Garzeit den Schlauch vorsichtig öffnen, den Fisch herausnehmen und warm stellen.

 Das Gemüse in ein Sieb abtropfen lasse und den Sud in einer Schale auffangen. Das Gemüse ebenfalls warm stellen.

 Den aufgefangenen Sud zum köcheln bringen, Creme Fraìche und den Senf untermengen und mit Salz und Pfeffer kräftig abschmecken.

Meeräsche im Bratschlauch

Rezept für:

4 Portionen

Schwierigkeit

Zubereitungszeit:

15 Minuten

Zutaten:

- 1,3 kg Fisch (Meeräsche), ausgenommen
- 50 g   Butter
- 1,5 TL Salz
- 4 Scheiben   Zitrone

Zubereitung:

Die Meeräsche gut waschen, innen kräftig salzen und etwas Butter in den Bauch einstreichen. Fisch in einen vorbereiteten Schlauch legen und mit den Zitronenscheiben belegen. Bei 155 Grad Umluft 42 bis 46 Min. im Ofen garen.

Dazu eine Dillsoße und Kartoffeln reichen.

Seehecht-Koteletts auf Chili-Ananas

Rezept für:

4 Portionen

Schwierigkeit

Zubereitungszeit:

35 Minuten

Zutaten:

- 4 Fischfilets (Seehecht-Koteletts)
- 1 gr.   Ananas
- 1 Bund Lauchzwiebeln
- 1/2   Chilischote, rot
- 1,5 EL Butter
- 2 TL   Zucker
- 6 cl   Rum, weiß
- Salz
- Pfeffer

Außerdem

- Bratschlauch

<u>Zubereitung:</u>

Backofen auf 180 Grad vorheizen.

Einen Bratschlauch vorbereiten.

Ananas schälen, längs vierteln und den mittleren Strunk entfernen. Fruchtfleisch klein würfeln. Lauchzwiebeln gut waschen. Die Zwiebeln in 2 cm lange Stücke schneiden, den grünen Lauch in Ringe schneiden. Eine halbe Chilischote dann längs aufschneiden, entkernen, und ebenfalls in kleine Ringe schneiden.

Butter erwärmen, Ananas darin andünsten, Zwiebeln zufügen, kurz mitdünsten lassen. Mit Zucker bestreuen, dann herausnehmen und zur Seite stellen. Bratensatz mit Rum ablöschen und mit Salz und Pfeffer gut würzen.

Ananas, Bratfond und die Hälfte der Chilischote im Bratschlauch verteilen. Fischkoteletts gut abbrausen, trocken tupfen, kräftig salzen und pfeffern, dann auf die Ananas in den Bratschlauch legen. Nun auch das zweite Ende vom Bratschlauchs fest verschließen.

Den Bratschlauch von oben mit einer Gabel viermal einstechen. Vorsichtig auf ein kaltes Backblech setzen. Auf der unteren Einschubleiste im Backofen bei 175 Grad etwa 22 bis 25 Minuten garen.

Folie aufschneiden und die Koteletts mit dem Lauch und der übrigen Chilischote auf Tellern anrichten.

Dazu passt Basmati-Reis.

Abkürzungsverzeichnis

Stk.	Stück
EL	Esslöffel
TL	Teelöffel
g	Gramm
kg	Kilogramm
TK	Tiefkühle
kl	Klein
ml	Milliliter
Pck.	Packung
Bd.	Bund
Msp.	Messerspitze
	Einfach
	Mittel
	Schwer

<h1 style="text-align:center"><u>Quellen:</u></h1>

1. Eigene Versuche
2. Versuche von Familie und Freunde
3. http://www.lecker.de/
4. http://www.essen-und-trinken.de
5. wwww.kochbar.de

Lektorat & Korrektorat: RDW – Traders CLUB

Cover: **Germancreative**

https://www.fiverr.com/germancreative

ISBN: 9798861412209

Druckerei: Amazon Media EU S.à r.l., 5 Rue Plaetis,
L-2338, Luxembourg

Disclaimer